A Assistência como Essência
da Trajetória do Hospital
Alemão Oswaldo Cruz

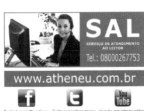

A Assistência como Essência da Trajetória do Hospital Alemão Oswaldo Cruz

Coordenação Editorial
Fátima Silvana Furtado Gerolin

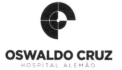
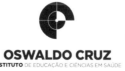
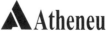

EDITORA ATHENEU

São Paulo — Rua Jesuíno Pascoal, 30
Tel.: (11) 2858-8750
Fax: (11) 2858-8766
E-mail: atheneu@atheneu.com.br

Rio de Janeiro — Rua Bambina, 74
Tel.: (21)3094-1295
Fax: (21)3094-1284
E-mail: atheneu@atheneu.com.br

Belo Horizonte — Rua Domingos Vieira, 319 — conj. 1.104

CAPA: Equipe Atheneu
PRODUÇÃO EDITORIAL: MWS Design

CIP-BRASIL. CATALOGAÇÃO NA PUBLICAÇÃO
SINDICATO NACIONAL DOS EDITORES DE LIVROS, RJ

A867

A assistência como essência da trajetória do Hospital Alemão Oswaldo Cruz / Fátima Silvana Furtado Gerolin. -- 1. ed. -- Rio de Janeiro : Atheneu, 2017.
il. ; 21 cm.

Inclui bibliografia
ISBN: 978-85-388-0779-7

1. Hospital Alemão Oswaldo Cruz (São Paulo, SP) - História. I. Gerolin, Fátima Silvana Furtado.

17-40875 CDD: 362.11098161
CDU: 616-083(815.6)

05/04/2017   05/04/2017

GEROLIN F.S.F.
A Assistência como Essência da Trajetória do Hospital Alemão Oswaldo Cruz

©Direitos reservados à EDITORA ATHENEU – São Paulo, Rio de Janeiro, Belo Horizonte, 2018.

Coordenadora

Fátima Silvana Furtado Gerolin

Graduada em Enfermagem pela Escola de Enfermagem da Universidade de São Paulo – EEUSP. Mestrado em Saúde do Adulto Hospitalizado pela Escola de Enfermagem da USP. MBA em Economia e Gestão em Saúde pela Universidade Federal de São Paulo – Unifesp. Doutoranda em Ciências pela Unifesp. Superintendente Assistencial do Hospital Alemão Oswaldo Cruz.

Colaboradores

Alessandra Pineda do Amaral Gurgel
Graduada em Farmácia pela Universidade Paulista – UNIP. Pós-graduada em Administração de Empresas pela Fundação Getulio Vargas CEAG – FGV. MBA em Economia e Avaliação de Tecnologia de Saúde pela Universidade de São Paulo FIPE – USP. Gerente de Assistência Farmacêutica no Hospital Alemão Oswaldo Cruz.

Ana Maria Teixeira Pires
Graduada em Enfermagem pela Escola de Enfermagem da Universidade de São Paulo – EE-USP. Pós-graduada em Enfermagem Oncológica. Mestrado em Ciências pela Universidade Federal de São Paulo – Unifesp. MBA em Gestão das Organizações de Saúde pela Fundação Instituto de Administração – FIA. Gerente do Centro de Oncologia no Hospital Alemão Oswaldo Cruz.

Andréa Aparecida Lopes Martinez
Graduada em Nutrição pela Universidade de Mogi das Cruzes – UMC. Pós-graduada em Gestão de Serviços de Saúde pela Universidade Cruzeiro do Sul – UNICSUL. Pós-graduada em Nutrição Clínica pelo Grupo de Estudos de Nutrição Enteral e Parenteral. Especialista em Nutrição Integral pela Sociedade Brasileira de Nutrição Parenteral e Enteral – SBNPE. Gerente do Serviço de Nutrição e Dietética do Hospital Alemão Oswaldo Cruz.

Andréa Diogo Sala
Graduada em Fisioterapia pela Faculdade de Medicina da Universidade de São Paulo – FMUSP. Pós-graduada em Unidade de Terapia Intensiva, Fisiologia do Exercício e Administração Hospitalar pela FMUSP. Mestrado em Ciências pela FMUSP. MBA em Economia e Avaliação em Tecnologia em Saúde pela Fundação Instituto de Pesquisa Econômica – HAOC. Fisioterapeuta Supervisora da UTI do Hospital Alemão Oswaldo Cruz.

Andreia Fini Santiago
Graduada em Enfermagem pela Escola de Enfermagem da Universidade de São Paulo – EE-USP. Mestrado em Enfermagem na Saúde do Adulto Hospitalizado pela EE-USP. MBA em Gestão das Organizações de Saúde pela Fundação Instituto de Administração – FIA com Extensão em Educação Corporativa. Coaching pela Sociedade Brasileira de Programação Neurolinguística – SBPNL. Gerente na área de Desenvolvimento Humano – Educação Corporativa do Hospital Alemão Oswaldo Cruz.

Ariude Silva Arcanjo
Graduado em Enfermagem pela Faculdade Santa Marcelina e Especializado em Enfermagem em Terapia Intensiva pelo Centro Acadêmico das Faculdades Metropolitanas Unidas – FMU-FIAM-FAAM. Enfermeiro de Práticas Assistenciais no Hospital Alemão Oswaldo Cruz.

Cláudia Leiko Takaya
Graduada em Enfermagem pela Escola de Enfermagem da Universidade de São Paulo – EE-USP. MBA em Sistemas de Saúde pelo Centro Universitário das Faculdades Metropolitanas Unidas – UniFMU. Pós-graduada em Pronto-socorro pela UniFMU. Pós-graduada em Administração Hospitalar pela Universidade de Ribeirão Preto – Unaerp. Pós-graduada em Assistência a Pessoa com Afecção Crônica pela USP. Atuou como Enfermeira Coordenadora da Unidade de Pronto-atendimento do Hospital Alemão Oswaldo Cruz.

Cristiane Maria Talala Zogheib
Graduada em Enfermagem pela Universidade Federal de São Paulo – Unifesp. Pós-graduada em Enfermagem do Trabalho, Especialização em Epidemiologia Hospitalar pela Unifesp. Gestão em Controle de Infecção Hospitalar pela UniSãoPaulo. Enfermeira do Trabalho do Hospital Alemão Oswaldo Cruz.

Danilo Augusto Mendoza Faleiros
Graduado em Psicologia e Mestrado em Educação do Indivíduo Especial (ênfase em Gerontologia) pela Universidade Federal de São Carlos – UFSCar. Especialista em Psicologia Hospitalar pelo Hospital Pérola Byington. Possui distinção de conhecimento em Psico-oncologia pela Sociedade Brasileira de Psico-oncologia – SBPO. Psicólogo Hospitalar no Hospital Alemão Oswaldo Cruz.

Débora Aparecida de Brito
Graduada em Serviço Social pela Faculdade Paulista. Pós-graduada em Geriatria e Gerontologia pela Universidade Nove de Julho – Uninove. Assistente Social do Hospital Alemão Oswaldo Cruz.

Denise Souza Amorin
Graduada em Fisioterapia pelas Faculdades Salesianas de Lins. Especialista em Fisioterapia Cardiorrespiratória pela Santa Casa de Misericórdia de São Paulo. Fisioterapeuta na Unidade de Terapia Intensiva do Hospital Alemão Oswaldo Cruz.

Edna Kinue Nishimura Onoe
Graduação em Enfermagem pela Escola de Enfermagem da Universidade de São Paulo – EE-USP. Pós-graduação em Administração Hospitalar pelo Instituto Brasileiro de Desenvolvimento e de Pesquisas Hospitalares – IPH, em Saúde Mental e Psiquiátrica pela Universidade Federal de São Paulo – Unifesp. MBA em Gestão Empresarial pela Universidade Paulista – UNIP. Mestrado em Ciências pela Unifesp. Assessora Assistencial do Hospital Alemão Oswaldo Cruz.

Eduardo Baptista de Almeida
Graduado em Fisioterapia pela Universidade Federal de São Carlos – UFSCar. Especialista em Fisioterapia em Pneumologia do Departamento de Medicina da Escola Paulista de Medicina da Universidade de São Paulo – EPM-Unifesp. MBA em Administração Hospitalar e Gestão em Saúde. Fisioterapeuta Coordenador de Unidades de Internação da Unidade Referenciada do Hospital Alemão Oswaldo Cruz.

Ellen Maria Hagopian
Graduada em Enfermagem pela Faculdade de Enfermagem do Hospital Israelita Albert Einstein. Pós-graduada em Gerenciamento de Unidades de Serviço de Enfermagem pela Faculdade Santa Marcelina – FASM. Pós-graduada em Enfermagem em Saúde Mental e Psiquiátrica pela Faculdades Metropolitanas Unidas – FMU. Mestre em Ciências pela Escola de Enfermagem da Universidade de São Paulo – EE-USP. Coordenadora da Unidade de Check-up do Hospital Alemão Oswaldo Cruz.

Fabiana Cristina Mari Mancusi
Graduada em Enfermagem pela Escola de Enfermagem da Universidade de São Paulo – EE-USP. Pós-graduada em Administração Hospitalar, pelo Instituto Brasileiro de Desenvolvimento e de Pesquisas Hospitalares – IPH. Proficiência Técnica em Hematologia e Hemoterapia pela Sociedade Brasileira de Hematologia e Hemoterapia. MBA em Gestão Empresarial. BBS Brazilian Business School. Coordenadora de Enfermagem de Unidade de Internação do Hospital Alemão Osvaldo Cruz.

Fátima Silvana Furtado Gerolin
Graduada em Enfermagem pela Escola de Enfermagem da Universidade de São Paulo – EE-USP. Mestre em Saúde do Adulto Hospitalizado pela EE-USP. MBA em Economia e Gestão em Saúde pela Universidade Federal de São Paulo – Unifesp. Doutora em Ciências pela Unifesp. Superintendente Assistencial do Hospital Alemão Oswaldo Cruz.

Fernanda Torquato Salles Bucione
Graduada em Enfermagem pela Escola de Enfermagem da Universidade de São Paulo – EE-USP. MBA em Gestão Executiva em Saúde pela Fundação Getulio Vargas – FGV. Atualmente é Gerente do Pronto-atendimento do Hospital Alemão Oswaldo Cruz.

Fernando Godinho Zampieri
Graduado em Medicina pela Faculdade de Medicina da Universidade de São Paulo – FMUSP, com Residência Médica em Clínica Médica e Medicina Intensiva, concluídas no Hospital das Clínicas da FMUSP. Titulado pela AMIB. Médico Intensivista da Unidade de Terapia Intensiva do Hospital Alemão Oswaldo Cruz.

Juliana Santos Amaral da Rocha
Graduada em Enfermagem pela Faculdade Santa Marcelina – FASM. Pós-graduação em Enfermagem Oncológica pelo Hospital A.C. Camargo. Proficiência Técnica em Hematologia e Hemoterapia, pela Associação Brasileira de Hematologia e Hemoterapia. Pós-graduada em Gerenciamento de Enfermagem pela FASM. Coordenadora de Práticas Assistenciais do Hospital Alemão Oswaldo Cruz.

Lara Cristina Viana de Almeida Bueno
Graduada em Farmácia e Bioquímica pela Universidade Bandeirantes de São Paulo – UNIBAN. Pós-graduada em Farmacologia Clínica pelo Instituto de Pesquisas Hospitalares – IPH. Especialista em Farmácia Clínica e Atenção Farmacêutica pela Universidade Gama Filho – UGF. MBA em Gestão de Saúde e Administração Hospitalar pela Faculdade de Educação e Ciências do Hospital Alemão Oswaldo Cruz – FECS. Coordenadora de Assistência Farmacêutica e Logística da Unidade Referenciada do Hospital Alemão Oswaldo Cruz.

Luciana Mendes Berlofi
Graduada em Enfermagem pela Universidade Federal de São Paulo – Unifesp. Pós-graduada em Enfermagem Clínica e Cirúrgica pela Unifesp. MBA Executivo em Saúde pela Fundação Getulio Vargas – FGV. Mestre em Ciências pela Escola Paulista de Enfermagem da Universidade Federal de São Paulo – EPE-Unifesp. Gerente de Unidades de Internação no Hospital Alemão Oswaldo Cruz.

Luciene Cristine da Silva Ferrari
Graduada em Enfermagem pela Escola de Enfermagem da Universidade de São Paulo – EE-USP. Especialização em Oncologia pela Universidade Paulista – UNIP. Pós-graduada em Transplantes pela Universidade Federal de São Paulo – Unifesp. MBA em Gestão em Serviços de Saúde pela Faculdade de Educação em Ciências da Saúde do Hospital Alemão Oswaldo Cruz. Gerente de Serviço de Apoio Diagnóstico Terapêutico – SADT, Centro de Especialidades, Instituto da Próstata e Check-up do Hospital Alemão Oswaldo Cruz.

Márcia Utimura Amino
Graduada em Enfermagem pela Escola de Enfermagem da Universidade de São Paulo – EE-USP. Pós-graduada em Administração Hospitalar pelo Instituto Brasileiro de Desenvolvimento e de Pesquisas Hospitalares – IPH. Pós-graduada em Enfermagem em Saúde Mental e Psiquiatria pela Universidade Federal de São Paulo – Unifesp. Curso Internacional de Qualidade em Saúde e Segurança do Paciente – Escola Nacional de Saúde Pública e Escola Nacional de Saúde Pública da Universidade Nova de Lisboa, Portugal. Assessora Assistencial no Hospital Alemão Oswaldo Cruz.

Maria Gabriela Secco Cavicchioli
Graduada em Enfermagem pela Escola de Enfermagem da Universidade Federal de São Paulo – Unifesp. Mestrado em Enfermagem pela Escola de Enfermagem da Unifesp. MBA em Gestão de Clínicas e Hospitais pela Fundação Getulio Vargas – FGV. Pós-graduada em Estomaterapia pela Universidade de São Paulo – USP. Preceptora da Liga de Educação em Diabetes da Unifesp. Coordenadora de Projetos do Hospital Alemão Oswaldo Cruz.

Michele Bezerra
Graduada em Enfermagem pela Universidade Nove de Julho – Uninove. Especialista em Urgência e Emergência pela Santa Casa de Misericórdia de São Paulo. Especialista em Oncologia pelo Instituto de Ensino e Pesquisa Albert Einstein. Enfermeira Assistencial do Hospital Alemão Oswaldo Cruz.

Simone Moraes Kumbis
Graduada em Enfermagem pela Universidade Nove de Julho – Uninove. Pós-graduada em Cardiologia pela Universidade Federal de São Paulo – Unifesp. Enfermeira Assistencial em Unidade de Internação no Hospital Alemão Oswaldo Cruz.

Sineli Tenório da Silva Tavares
Graduada em Enfermagem pela Universidade Bandeirantes de São Paulo – UNIBAN. Pós-graduada em Cardiologia e Unidade de Terapia Intensiva pelo Instituto do Coração – InCor – Faculdade de Medicina da Universidade de São Paulo e Escola Paulista de Medicina – FMUSP e EEUSP. Enfermeira da Unidade de Cardiologia Intervencionista do Hospital Alemão Oswaldo Cruz.

Suzana Maria Bianchini
Graduada em Enfermagem pela Universidade Estadual de Londrina – UEL. Mestre em Enfermagem pela Universidade de Guarulhos – UNG. Doutora em Ciências pela Escola de Enfermagem da Universidade de São Paulo – EE-USP. Gerente da UTI no Hospital Alemão Oswaldo Cruz.

Apresentação

Dia 26 de setembro de 1897 é uma data importante, pois remete à fundação do Hospital Alemão Oswaldo Cruz. Um grupo de imigrantes de língua alemã, liderado pelo empresário e cônsul honorário da Alemanha na época, Sr. Anton Zerrener, criaram a Associação Hospital Alemão Oswaldo Cruz (HAOC), com o objetivo de constituir uma instituição de saúde que atendesse integrantes da colônia alemã e a população em geral, como forma de retribuição pelo acolhimento que eles receberam ao desembarcar no Brasil, ainda no século XIX.

Para cuidar de vidas com integridade, humanidade e respeito, mantendo a vocação para cuidar que há 120 anos orienta o Hospital Alemão Oswaldo Cruz, temos investido cada vez mais na formação e qualificação dos nossos profissionais e também no aprimoramento dos nossos processos. Foi por meio dessa busca constante e focada em proporcionar sempre o melhor resultado e experiência para os pacientes que hoje nossa equipe assistencial é reconhecida uma das melhores do país.

O Modelo Assistencial Hospital Alemão Oswaldo Cruz® também nasceu ao longo desse processo, corroborando a eficiência e o acolhimento que marcam a vocação do HAOC em cuidar da saúde integral das pessoas.

Desenvolvido após dois anos de discussões com um comitê, formado por 24 colaboradores de diferentes áreas, o Modelo Assistencial Hospital Alemão Oswaldo Cruz® foi construído de forma colaborativa e sistematiza os diferenciais da abordagem do Hospital com o paciente, focando na recuperação e no diálogo estreito com a família e os profissionais da saúde durante todo o processo de internação, alta e cuidados domiciliares.

A implantação efetiva do Modelo Assistencial Hospital Alemão Oswaldo Cruz® em todos os centros de especialidades, áreas e unidades da Instituição, considera algumas premissas. Uma delas é estreitar o relacionamento entre a equipe, paciente e família permitindo o estabelecimento de vínculos, em consonância com as melhores práticas de humanização.

O intuito é consolidar o nosso Hospital como referência em qualidade assistencial e atuar na geração e difusão de conhecimento, influenciando positivamente o setor de saúde e disponibilizando um modelo eficiente e prático a ser seguido por outras instituições hospitalares.

Nesse sentido, também passamos a disseminar essa *expertise*, que nos diferencia em nosso segmento, por meio da nossa Escola Técnica de Educação em Saúde (ETES) e da nossa Faculdade de Educação em Ciências da Saúde (FECS). Comprometidos em zelar pela excelência conquistada, seguiremos em frente alicerçados na verdade, na ética e na vocação para o cuidado com o objetivo de manter o padrão de qualidade assistencial no mercado, comparável aos melhores centros hospitalares do mundo.

Paulo Vasconcellos Bastian

Prefácio

O Hospital Alemão Oswaldo Cruz (HAOC), ao longo de mais de um século de existência, aprimorando de forma contínua a essência de sua razão de ser, que é a de prestar o melhor cuidado possível à saúde das pessoas que a ele confiam suas vidas.

O comprometimento, a dedicação e a competência de seus colaboradores e dos profissionais que atuam no HAOC são responsáveis pelo reconhecimento nacional e internacional de sua assistência, identificado, principalmente, pelas manifestações dos pacientes que são acolhidos por nossa Instituição.

O Modelo Assistencial do HAOC apresentado neste livro é resultante de um processo de construção baseado na experiência cumulativa de sua equipe assistencial associada a um referencial teórico que tem sido posto em prática há muitos anos. Dentre esses referenciais, estão o *Primary Nursing*, e o *Relationship-Based Care (RBC)*, ambos oriundos de escolas norte-americanas.

Os livros oriundos desses referenciais foram traduzidos e publicados pelo HAOC, através de seu Instituto de Educação e Ciências da Saúde (IECS), em parceria com a Editora Atheneu, com a supervisão técnica da enfermeira Fátima Silvana Furtado Gerolin, Superintendente Assistencial de nosso Hospital. Em 2012, foi publicado em português o livro *Relationship-Based Care: A Model for Transforming Practice*, lançado originalmente em 2004, por Mary Koloroutis e, em 2014, o *The Practice of Primary Nursing*, referente à segunda edição, publicada em 2002, por Marie Manthey.

Na trajetória da construção do atual Modelo Assistencial do HAOC, além da enfermeira Fátima S. F. Gerolin, outras duas superintendentes lideraram as equipes assistenciais, fortalecendo o acolhimento aos pacientes da Instituição. Inicialmente a enfermeira Lore Cecília Marx e, posteriormente, a enfermeira Joana Lech contribuíram de forma sólida para a adoção do Cuidado Integral, que foi a base do modelo de *Primary Nursing*, cujo início de implantação deu-se em 1994, e que, depois, evoluiu para o RBC.

O livro *Modelo Assistencial Hospital Alemão Oswaldo Cruz*® foi escrito por vários profissionais da instituição, profundamente envolvidos com sua implementação e prática, coordenados pela enfermeira Fátima. Esse modelo está centrado na experiência que o paciente e seus familiares têm no relacionamento com as equipes assistenciais do Hospital, as quais atuam de forma interdisciplinar. Esses profissionais provêm cuidados clinicamente competentes, humanos e individualizados aos pacientes e suas famílias.

Os diversos capítulos deste livro permitirão aos leitores conhecer como é a prática da assistência realizada em nossa Instituição e os conceitos que a sustentam. Isso possibilitará a comparação com as suas práticas diárias e a identificação do que pode ser incorporado como novo conhecimento a ser aplicado nos cuidados das pessoas sob suas responsabilidades.

Esta obra vem a somar na literatura nacional para os profissionais e estudantes de enfermagem e das demais profissões da área da saúde. O HAOC definiu em sua estratégia, há alguns anos, gerar conhecimento, capacitar e formar profissionais da área da saúde, não só para seus serviços, como também, para o mercado. Para tal, criou sua Escola de Educação Técnica em Saúde (ETES), com cursos técnicos e especializações técnicas e, mais recentemente, sua Faculdade de Educação e Ciências da Saúde (FECS). A FECS possui cursos de graduação e um programa de pós-graduação *lato sensu* para as áreas médica e multiprofissional.

Assim como ocorreu com os livros referidos anteriormente, este passa a fazer parte da bibliografia essencial para nossos alunos e profissionais e acreditamos que possa ser também para as demais escolas e cursos de enfermagem e da área da saúde em nosso país.

O Modelo Assistencial do HAOC não é um modelo estático, estando em contínuo aperfeiçoamento, no compasso em que se transformam e evoluem o conhecimento científico e as experiências de relacionamento e cuidados humanos.

Boa leitura!

Prof. Dr. Jefferson Gomes Fernandes
Superintendente de Educação e Ciências
Diretor Geral – Faculdade de Educação e Ciências
da Saúde Hospital Alemão Oswaldo Cruz

Sumário

1. Introdução, 1
   Fátima Silvana Furtado Gerolin

2. Os Conceitos e as Experiências que Encontramos na Literatura sobre o Modelo Assistencial na Área Hospitalar, 5
   Fátima Silvana Furtado Gerolin

3. Resgate Histórico da Assistência do HAOC, 17
   Luciana Mendes Berlofi

4. Avaliação e Investigação, 27
   Luciene Cristine da Silva Ferrari, Eduardo Baptista de Almeida, Claudia Leiko Takaya

5. Planejamento, 43
   Fabiana Cristina Mari Mancusi, Fernanda Torquato Salles Bucione, Juliana Santos Amaral da Rocha

6. Implementação, 55
   Michele Bezerra, Ellen Maria Hagopian, Edna Kinue Nishimura Onoe, Ana MariaTeixeira Pires

7. Monitoramento, 65
   Lara Cristina Viana de Almeida Bueno, Sineli Tenório da Silva Tavares

8. Avaliação dos Resultados, 83
   Andréa Aparecia Lopes Martinez, Lara Cristina Viana de Almeida Bueno, Sineli Tenório da Silva Tavares

9. Reintegração e Readaptação, 95
   Ariude Silva Arcanjo, Cristiane Talala, Fatima Silvana Furtado Gerolin, Luciana Mendes Berlofi

10. Comunicação, 109
    Andréa Diogo Sala, Denise Souza Amorin

11. Pilar – Gerenciamento do Cuidado, 135
    Suzana Maria Bianchini

12. Educação do Paciente e Família, 141
    Maria Gabriela Secco Cavicchioli, Ana Maria Teixeira Pires, Simone Moraes Kumbis

13. Desenvolvimento Profissional e Pessoal, 155
    Andrea Fini Santiago

14. Qualidade e Segurança, 169
    Marcia Utimura Amino, Sineli Tenório da Silva Tavares, Suzana Maria Bianchini

15. O Papel do Médico no Modelo Assistencial, 185
    Fernando G. Zampieri

16. Modelo Assistencial Hospital Alemão Oswaldo Cruz® – da Teoria à Prática Profissional, 205
    Alessandra Pineda do Amaral Gurgel, Andréa Aparecida Lopes Martinez, Andréa Diogo Sala, Danilo Faleiros, Débora Brito, Juliana Santos Amaral da Rocha, Lara Cristina Viana de Almeida Bueno

Índice Remissivo, 229

Capítulo 1

Introdução

Fátima Silvana Furtado Gerolin

Este livro foi escrito com o objetivo de divulgar o Modelo Assistencial Hospital Alemão Oswaldo Cruz®, sendo um recurso para que outros profissionais e instituições de saúde possam, a partir desta leitura, avaliar o quanto os conceitos e a prática desse modelo podem ser úteis em suas atividades profissionais e na instituição onde atuam. Entendemos que esse é um caminho em constante construção e que é necessário muito empenho da equipe profissional para sua implantação. Descreveremos, neste livro, como o Modelo Assistencial do HAOC foi desenvolvido, o que é e como implantá-lo.

Cabe ressaltar que neste conteúdo, além de descrevermos este modelo, também apresentamos planos ainda em desenvolvimento, visto que a busca para o atingimento da prática assisitencial com qualidade e segurança é algo contínuo.

A motivação para essa construção se deu por meio do trabalho desenvolvido por profissionais que se organizaram com o objetivo de descrever como o cuidado é entendido e entregue aos pacientes e seus familiares no HAOC. Essa equipe multiprofissional procurou recursos na literatura e buscou entender a história da construção da assistência no Hospital para que o modelo respeitasse a cultura, os valores e os processos já estabelecidos, porém buscando inovação e excelência no cuidado, sempre levando em consideração os aspectos da evolução da ciência, do conhecimento técnico e os que envolvem as relações humanas, principalmente em momentos de vulnerabilidade, como é o caso da experiência no momento da internação hospitalar.

A essência do modelo é a experiência que o paciente e seus familiares têm no relacionamento com as equipes assistenciais do

Hospital quando são assistidos e, nesse sentido, aperfeiçoá-lo é uma tarefa contínua.

Para construir os aspectos básicos que sustentam o Modelo Assistencial Hospital Alemão Oswaldo Cruz®, utilizamos como principais recursos para essa construção os conceitos do *Relationship-Based Care* (RBC – Cuidado Baseado no Relacionamento) e do *Primary Nursing* (PN). Essa busca começou a ser delineada em 2009, quando foram iniciadas experiências com a organização do cuidado nos princípios do PN. Em seguida, começaram os estudos relacionados ao RBC, quando então profissionais da equipe multiprofissional da Instituição participaram de capacitações com a precursora dos conceitos do RBC, a enfermeira americana Mary Koloroutis. Após essa capacitação, os mesmos disseminaram esse conhecimento de forma sistematizada a todos os colaboradores, incluindo, não apenas os profissionais da área assistencial, mas, também, os administrativos e de apoio.

Em 2012, foi lançada pelo HAOC a versão em português do livro *Relationship-Based Care: A Model for Transforming Practice*, da autora Mary Koloroutis. Em 2014, foi lançada pelo Hospital a versão em português do livro *The Practice of Primary Nursing*, 2ª Ed., da autora Marie Manthey. Essas duas publicações auxiliaram a disseminação dos conceitos tanto do RBC como do PN não só aos colaboradores do HAOC, mas também a profissionais e estudantes do Brasil e de outros países cuja língua predominante fosse o português.

O RBC tem como princípio a atuação multiprofissional na área da saúde. Para essa atuação, é necessário quebrar tabus em relação a fazer a assistência de fato, de modo conjunto com ações de profissionais de diversas áreas de atuação, com o estabelecimento de metas para o cuidado possibilitando que todos estabeleçam planos de cuidados com o mesmo objetivo.

Para facilitar essa prática, é necessário rever a organização da equipe assistencial e fazer sua gestão continuamente para que essas sejam organizadas e mantidas o maior tempo possível em um mesmo setor, buscando atuação coesa e em sintonia com o Modelo Assistencial. É necessário, portanto, entender as equipes não mais como sendo de cada profissão, mas, sim, de cada departamento de atenção aos pacientes. Essa prática leva à união da equipe, estabelecimento de confiança e, portanto, maior fluidez na resolução de problemas e desenvolvimento de planos de ação para a busca de práticas de excelência. Essa mudança não ocorre de forma rápida. É necessário que todos compreendam e pactuem com essa prática, disseminando e servindo de exemplo para novos profissionais que são integrados na equipe. Tão importante quanto o conhecimento e a adesão da equipe assistencial em relação ao Modelo Assistencial, é a compreensão e o apoio das lideranças da instituição, desde o mais alto cargo, incluindo os executivos, gerentes, supervisores e coordenadores para que as iniciativas tenham sucesso e recursos direcionados para esta finalidade.

O Modelo Assistencial deve ser o norteador da prática profissional, sendo esse baseado em conceitos teóricos, mas que conseguem ser aplicados no cuidado direto ao paciente.

A equipe que descreveu o Modelo Assistencial do HAOC também definiu um símbolo esquemático que o representa, além de definir uma marca, que é "Modelo Assistencial Hospital Alemão Oswaldo Cruz®", pois este carrega em seu conteúdo o DNA e as características que são peculiares dessa organização.

Na prática, o Modelo Assistencial Hospital Alemão Oswaldo Cruz® está apoiado em cinco pilares: A) Comunicação. B) Gerenciamento do Cuidado. C) Educação do Paciente. D) Qualidade e Segurança e F) Desenvolvimento Profissional e Pessoal. Ele é construído a partir de seis fases, as quais percorrem a assistência de forma separada ou simultânea: 1) Avaliação e Investigação. 2) Planejamento. 3) Implementação. 4) Monitoramento. 5) Avaliação dos Resultados e 6) Reintegração e Readaptação. Os pilares e fases estão descritos com detalhes neste livro.

Os leitores irão se deparar com conceitos já conhecidos e outros novos, sendo desafiador implantá-los em toda a estrutura hospitalar. Esse conteúdo descreve conceitos e práticas que carregam a essência do que entendemos ser o Modelo Assistencial do Hospital. O último capítulo apresenta, por categoria profissional, como o modelo é aplicado na prática do dia a dia, facilitando a compreensão do que é descrito nos capítulos anteriores.

A Figura 1.1 representa, de forma sintética, o Modelo Assistencial Hospital Alemão Oswaldo Cruz®, e os seus componentes serão descritos no decorrer deste livro.

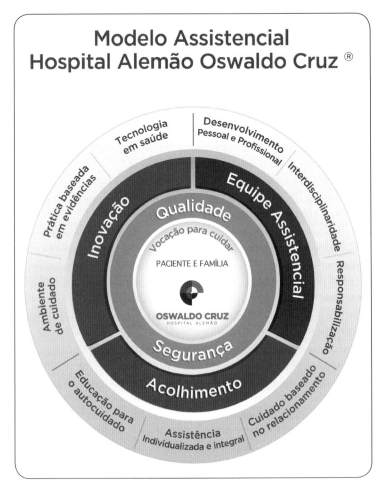

Figura 1.1 – Modelo Assistencial Hospital Alemão Oswaldo Cruz®.
Fonte: Arquivo do HAOC.

Capítulo 2

Os Conceitos e as Experiências que Encontramos na Literatura sobre o Modelo Assistencial na Área Hospitalar

Fátima Silvana Furtado Gerolin

■ DEFINIÇÃO

Modelo Assistencial diz respeito ao modo como são organizadas, em uma dada sociedade, as ações de atenção à saúde, envolvendo os aspectos tecnológicos e assistenciais. Ou seja, é uma forma de organização e articulação entre os diversos recursos físicos, tecnológicos e humanos disponíveis para enfrentar e resolver os problemas de saúde de uma coletividade[1].

É importante ressaltar a necessidade de alinhamento entre o Modelo de Gestão institucional, no caso, o Modelo de Gestão dos hospitais, e o modelo adotado para a assistência. A sinergia entre os modelos tende a melhores resultados, levando a uma maior agilidade na tomada de decisão, ultrapassando barreiras que, muitas vezes, são oriundas da falta de parceria entre equipes administrativas e assistenciais[2].

Definir o que é o processo de hospitalização também é importante para que possamos compreender esse contexto. O transcorrer da hospitalização, a vivência do paciente e seus familiares no dia a dia com a equipe assistencial, entre outras variáveis, interfere diretamente no bem-estar do paciente e contribui para a recuperação do mesmo. Essa vivência pode ou não trazer conteúdos que reforcem a confiança naqueles que o assistem, o que reflete uma condição fundamental para o estabelecimento e fortalecimento de um relacionamento positivo, que permita a fluidez nas diversas relações que o paciente vivencia. Na atualidade, muito se tem discutido a esse respeito, tendo essa temática denominada "experiência do paciente". Essa experiência está diretamente re-

5

lacionada à maneira como o cuidado é organizado e chega até o paciente. Depende, portanto, do Modelo Assistencial definido e praticado pela instituição[2].

O hospital é um ambiente onde se desenvolve um grande volume de atividades, que devem acontecer em harmonia, sendo um palco onde trabalham profissionais de várias especialidades e de diferentes matrizes, e o que tem em comum entre eles é a atuação em perfeita consonância para a conquista dos resultados preconizados. Os serviços que o hospital desenvolve devem interagir entre si com muita perfeição, pois, caso contrário, o objetivo final, a assistência aos pacientes, será sem dúvida prejudicado[3].

Nesse sentido, é reforçada a importância e a necessidade dos profissionais da área da saúde, e nesse caso, na área hospitalar, atuarem de forma interdisciplinar e não com foco em cada uma das profissões com metas isoladas. Para que essa premissa seja concretizada, é fundamental que os líderes assistenciais estejam convencidos que esse modelo auxilia na melhoria da qualidade assistencial. A interdisciplinaridade é, portanto, um tema relevante. A equipe interdisciplinar é aquela equipe envolvida nos esforços para se tratar com dignidade o paciente, considerando-o nos seus aspectos biológicos, sociais, psicológicos e espirituais. "A interdisciplinaridade deve ir além da mera justaposição de disciplinas[4]."

O conceito de interdisciplinaridade fica mais claro quando se considera o fato trivial de que todo conhecimento mantém um diálogo permanente com outros conhecimentos, que pode ser de questionamento, de confirmação, de complementação, de negação, de ampliação, de iluminação de aspectos não distinguidos[4].

Observa-se que ao longo da história os profissionais têm buscado modelos tanto na gestão como na assistência, principalmente na área hospitalar. Esses modelos, muitas vezes desenvolvidos e utilizados em outros países, passam por adequações na tentativa de aplicação para a realidade brasileira[2].

Na área hospitalar, o grande contingente de profissionais tem atuação em diversas áreas, em turnos diferentes, para atender à demanda de pacientes internados e externos. Quando buscamos na literatura o tema "Modelo Assistencial", encontramos, na sua maioria, publicações relacionadas à atuação da Enfermagem.

EXEMPLOS DE MODELOS ASSISTENCIAIS

Historicamente, encontramos claramente definidos nos Estados Unidos, cinco Modelos Assistenciais na área de Enfermagem:

1. *Total Patient Care Nursing* – Cuidado Integral ao Paciente: Cuidado fortemente domiciliar (século 19). Todos os cuidados necessários, como arrumar a casa, fazer a comida, dar banho, dar medicamento. Nesse modelo, a Enfermeira é responsável por todos os aspectos do cuidado de um ou mais pacientes. A meta é ter uma Enfermeira prestando cuidados ao(s) mesmo(s) paciente(s) durante um mesmo turno.

2. *Functional Method* – Modelo Funcional: Pós-guerra – Baseada em tarefas (verificar sinais vitais, administrar medicamentos, dar banho, etc.) – O Enfermeiro basicamente atuava na gestão e quase não assistia o paciente. Nesse modelo, a equipe é organizada com diferentes níveis de profissionais.

3. *Team and Modular Nursing* – Modelo de Times: 1950 – Foi criado um grupo de pessoas auxiliares para fazer parte dos cuidados, sob o comando do Enfermeiro. Ainda fragmentava o cuidado, existindo grande possibilidade de erros.

4. *Primary Nursing:* 1970 – O Enfermeiro retorna para o cuidado direto ao paciente e tem a responsabilidade pelo planejamento do cuidado.

5. *Case Management* – Gerenciamento de Caso: o Enfermeiro avalia, planeja, implementa, coordena e monitora os serviços e as opções em relação às necessidades de saúde do indivíduo[3].

Estudo realizado em 2013 teve como objetivo comparar quatro modelos assistenciais de Enfermagem com aspectos relacionados à segurança do paciente, sendo dois modelos funcionais e dois modelos denominados profissionais. Foram analisados os prontuários de 2.699 pacientes internados por pelo menos 48 horas em 11 hospitais do Canadá, em Quebec. A correlação foi feita com os seguintes eventos: erros relacionados com administração de medicamentos, queda, pneumonia, infecção do trato urinário, contenção física não justificada e ocorrência de úlcera por pressão. Estes foram separados em duas categorias de eventos: eventos que levaram a "consequências" e eventos que levaram a "consequência maior" ao paciente. Como resultado, os autores apontam que, nos modelos profissionais, o índice de ocorrência de eventos foi significativamente menor (25% a 52%) quando comparado aos modelos funcionais. A diferença entre esses dois modelos pressupõe que no modelo profissional a prática de Enfermagem é desenvolvida por profissionais com maior nível de educação, ou seja, por Enfermeiros[5].

▬ RELATIONSHIP-BASED CARE (RBC) – CUIDADO BASEADO NO RELACIONAMENTO

O Cuidado Baseado no Relacionamento tende a fortalecer a relação entre o paciente, familiares e equipe multiprofissional, removendo barreiras e colocando o paciente e a família no centro do cuidado. Esse modelo propõe também a transformação da entrega do cuidado, por meio do fortalecimento das relações entre pacientes, familiares e a equipe multiprofissional. Esse fortalecimento das relações estimula toda a organização para criar ambientes adequados para o cuidado, onde os pacientes e seus familiares são verdadeiramente o centro da prática do cuidar[6].

O RBC pressupõe 12 valores, descritos a seguir:

1. O significado e a essência do cuidado podem ser experimentados no momento em que um ser humano se conecta com o outro.
2. Sentindo-se conectados uns aos outros, existirá a possibilidade de harmonia.
3. Cada componente da equipe multiprofissional e cada um dos diversos departamentos têm uma valiosa contribuição para dar.
4. A relação entre pacientes, familiares e membros da equipe multiprofissional é a essência do cuidado.
5. O autoconhecimento e o autocuidado são requisitos fundamentais para a assistência e para relações interpessoais saudáveis.
6. Relacionamentos saudáveis entre os membros da equipe multiprofissional resultam na entrega de cuidados de qualidade e em altos índices de satisfação de pacientes, funcionários e médicos.
7. As pessoas estão mais satisfeitas quando seus papéis e práticas de trabalho diário estão alinhados com seu desenvolvimento pessoal, profissional e seus valores pessoais; quando sabem que estão fazendo uma diferença positiva para os pacientes, acompanhantes e seus colegas de trabalho.

8. O valor do relacionamento com o paciente deve ser entendido, valorizado e acordado por todos os membros da organização de saúde.

9. A relação terapêutica entre a família, paciente e o profissional da saúde é essencial para a qualidade da assistência ao paciente.

10. A experiência do paciente melhora quando os profissionais dominam sua prática e sabem que são valorizados pela sua contribuição.

11. As pessoas aceitam melhor as mudanças quando estão inspiradas e partilham uma visão comum; quando a infraestrutura é adequada para apoiar as novas formas de trabalho; quando educação relevante é fornecida para o desenvolvimento pessoal e profissional, e quando elas evidenciam o sucesso do novo plano.

12. A mudança transformacional ocorre nas relações, uma de cada vez[6].

É essencial que a equipe multiprofissional reconheça que o objetivo maior de sua prática profissional é cuidar de pacientes e familiares, e os melhores resultados são obtidos quando o paciente se sente seguro dentro de um relacionamento de confiança. Cabe ainda destacar que o relacionamento entre equipe multiprofissional, pacientes e familiares é reforçado através do foco na continuidade da assistência prestada de forma interdisciplinar. Essa estrutura é composta de quatro princípios:

1. Autonomia na relação equipe assistencial e paciente.
2. Equipe assistencial para suprir as necessidades dos pacientes.
3. Comunicação entre enfermeiros, paciente e equipe assistencial.
4. Gerenciamento do ambiente do cuidado[6].

O termo Cuidado Baseado no Relacionamento refere-se tanto à base filosófica do modelo como sua estrutura operacional. O cuidado de saúde é fornecido por meio de relacionamentos. As atividades de cuidados são organizadas em torno das necessidades e prioridades dos pacientes e de suas famílias. Todas as práticas de cuidado demonstram, visivelmente, a missão e os valores da organização, como aqueles dos médicos e membros da equipe multiprofissional, departamentos e serviços[6].

O RBC é composto por dimensões:

Liderança

A liderança deve criar e sustentar uma cultura que apoie o RBC. Os líderes não são definidos pela posição, educação ou certificação. Existem líderes em todos os níveis em toda organização. Os líderes conhecem a visão, agem com um propósito, removem barreiras para o cuidado de qualidade e, consistentemente, fazem dos pacientes, familiares e colaboradores sua mais alta prioridade. Os líderes resolvem problemas de modo criativo para obter resultados, modelam e sustentam as mudanças que desejam[6].

Trabalho em equipe

O trabalho em equipe é um dos previsores mais estatisticamente significativos do cuidado de qualidade. Equipes saudáveis são essenciais para tornar o RBC uma realidade. Nas equipes produtivas saudáveis, os membros contribuem com seu conhecimento exclusivo e habilidades compatíveis com seu nível estabelecido de responsabilidade, autoridade e responsabilização[6].

Prática profissional

Esta existe para fornecer um cuidado compassivo aos indivíduos, ajudando-os a se curar, manter a saúde, a lidar com momentos de estresse e sofrimento, e vivenciar uma morte digna e tranquila. Os profissionais atingem esse objetivo por meio de algo que é muito mais que o conhecimento clínico e a competência, pois exige o conhecimento e a compreensão da condição humana[6].

Entrega do cuidado ao paciente

O sistema de cuidado ao paciente fornece a estrutura para sustentar o papel profissional de quem presta o cuidado para promover relacionamentos amistosos entre todos os membros da equipe para organizar o trabalho e utilizar os recursos de maneira efetiva. Seu foco está em estabelecer um relacionamento terapêutico entre enfermeiros, pacientes e famílias, criar alianças entre os membros da equipe de atenção à saúde e realizar intervenções essenciais[6].

Prática orientada pelos recursos

A prática orientada pelos recursos é aquela que maximiza todos os recursos disponíveis, equipe, tempo, equipamento, sistemas, orçamento, visando atingir resultados desejados e salvaguardando o cuidado do paciente. Exige pensamento crítico e criativo e é vital para o sucesso do RBC. Uma prática orientada pelo recurso é aquela que maximiza todos os recursos disponíveis: equipe, equipamento, sistemas, orçamento, visando atingir os resultados desejados e salvaguardando o cuidado do paciente. Nessa prática, o uso de recursos no local da entrega do cuidado é administrado de maneira criteriosa e assertiva pelos gerentes e equipe clínica responsável por aquele atendimento[6].

Avaliação dos resultados

Existe a premissa de que o RBC tem impacto positivo nos resultados; o desafio subsequente é criar uma representação significativa desses resultados no papel. Estes também precisam ser motivadores, para que os líderes e profissionais mudem o modo como trabalham. Para obter resultados de qualidade, é preciso planejamento, previsão e perseverança. A avaliação periódica e sistemática do resultado garante o perfil atualizado e relevante do RBC[6]. Resultados nessa dimensão significa, por exemplo, indicadores assistenciais.

Para se estabelecer o relacionamento de confiança que é previsto no RBC, é necessário que a estrutura organizacional e principalmente as equipes que atuam no cuidado sejam organizadas de modo a facilitar e promover esse estreitamento das relações, ou seja, no caso de Unidades de Internação e UTI, os profissionais que compõem a equipe precisam prestar assistência ao mesmo paciente, o maior número de dias possível no mesmo setor. Além disso, os enfermeiros, técnicos de enfermagem, fisioterapeutas, médicos, nutricionistas, farmacêuticos, fonoaudiólogo, psicólogo, entre outros, precisam atuar em consonância com as mesmas metas estabelecidas para o plano de cuidados de cada paciente, ou seja, a definição das ações e objetivos a serem atingidos é de responsabilidade de toda equipe e não de um único profissional.

Dentre os modelos assistenciais descritos, vale ressaltar também o *Primary Nursing*, visto que este livro destaca, em grande parte de seu conteúdo, os preceitos desse modelo.

PRIMARY NURSING (PN)

O modelo PN, conforme Marie Manthey, representa um sistema de prestação de cuidados de enfermagem. É um modelo holístico que consiste em políticas, procedimentos, relacionamentos, comportamentos, atitudes e competências. Ressalta que um sistema de prestação de cuidados engloba um serviço para pessoas e, portanto, deverá evidenciar as características necessárias para satisfazer às necessidades dos consumidores que ultrapassam as intervenções terapêuticas e de suporte habituais[7]. Ele é composto por quatro elementos: 1º alocação e aceitação da responsabilidade individual pela tomada de decisão para um indivíduo; 2º atribuições de cuidados diários pelo método de caso; 3º comunicação interpessoal direta; 4º uma pessoa operacionalmente responsável pela qualidade do atendimento prestado aos pacientes em uma unidade 24 horas por dia, sete dias por semana[7].

A autora destaca ainda que "a qualidade do cuidado de enfermagem assim prestado ao paciente é determinada pelo desempenho dos indivíduos no sistema". O desempenho é resultado da capacidade clínica, sofisticação de julgamento, habilidade organizacional e qualidade de liderança, entre outros fatores[7].

Um aspecto relevante dentro do PN são os critérios para a atribuição de pacientes. Conforme a autora, os critérios para decidir quem deve prestar cuidados diários são: as necessidades específicas de cada paciente e as habilidades aos pontos fortes específicos dos membros da equipe disponível[7].

O modelo privilegia a continuidade dos cuidados por um mesmo profissional, desde a admissão até a alta do paciente, salvo algumas exceções, como folgas e licença. Assim, diminui a possibilidade de fragmentação da assistência, respeitando as devidas competências por categoria profissional. É um modelo também possível de ser seguido não só pela enfermagem, mas também pelos fisioterapeutas, nutricionistas, farmacêuticos e todos os demais profissionais que compõem a equipe assistencial.

REVISÃO SISTEMÁTICA DE LITERATURA – MODELOS ASSISTENCIAIS

Uma revisão sistemática realizada nas bases de dados PUBMED, Scielo e Web of Science no recorte temporal de 2004 a

2011, com o uso das palavras-chave *"Models, Nursing"*. Dos 1.240 artigos localizados, foram selecionados 60 por estarem diretamente vinculados ao objeto da pesquisa, através da leitura dos títulos e resumos. Foram classificados segundo o país de origem, nomenclatura e características dos estudos relacionados aos modelos assistenciais. Identificou-se que 14 (23,3%), do total dos 60 artigos encontrados, são revisões teóricas e 8 (13,3%) relatos de modelos que foram testados em instituições de saúde e/ou atendimento domiciliar. Com relação ao país onde o artigo foi publicado, 41 (68,3%) foram nos Estados Unidos, 9 (15%) na Inglaterra, 3 (5%) na Austrália, 3 (5%) no Canadá, 2 (3,3%) na Nova Zelândia, 1 (1,6%) na África do Sul e 1 (1,6%) na Espanha. Analisando então os 60 artigos, identificou-se 11 diferentes modelos assistenciais com nomenclatura definida e respectivas quantidades de artigos que descrevem o modelo[8].

Dos 11 modelos identificados, a predominância é da Prática Baseada em Evidências, seguido do Modelo Assistencial Centrado no Paciente. Estes permitem análise e reflexão em relação aos modelos descritos, contribuindo para que os Enfermeiros gestores repensem seu papel nos hospitais em face da realidade econômica, social e política.

Os artigos que tratam do Modelo de Prática Baseada em Evidências enfatizam o fato de que o Enfermeiro é o centro do processo, pois é ele quem observa, avalia, questiona, comunica e implementa novos conhecimentos na prática clínica. Já os artigos que se referem ao Modelo de Cuidado Centrado no Paciente afirmam que deve ser levado em consideração o ponto de vista do paciente. As funções básicas desse modelo são fazer com que o paciente seja informado e envolvido na tomada de decisão em relação aos seus cuidados, sentindo-se apoiado, confortável e confiante. Os principais objetivos do Cuidado Centrado no Paciente são reduzir danos decorrentes da assistência e diminuir seu sofrimento. É consenso, contudo, nesses dois modelos, que os profissionais precisam ter bom conhecimento da prática clínica, habilidade técnica e comunicação[8].

Uma revisão de literatura investigou o efeito dos vários modelos de entrega de cuidado em relação ao resultado da prática profissional, utilizando os diversos níveis existentes de profissionais de Enfermagem. As bases de dados utilizadas para essa investigação foram: Medline (1985-2011), CINAHL (1985-2011), EMBASE (1985 até 2012) e o *Cochrane Controlled Studies Register* (2011). Foram analisados 14 estudos. Os resultados revelaram que a implementação do modelo de time (*time nursing*) resultou em um decréscimo significativo de incidentes relacionados a erro de medicação e resultados adversos associados à infusão intravenosa, bem como menores níveis de dor no grupo de pacientes estudados; contudo, esse modelo não teve efeito nas ocorrências de queda. As Unidades de Internação que utilizaram um modelo híbrido demonstraram uma melhora significativa na qualidade assistencial, mas nenhuma diferença nas ocorrências de úlcera por pressão e taxa de infecção.

O artigo também aponta que não ocorreram diferenças significativas nos resultados da prática de Enfermagem quando relacionado à satisfação profissional, clarificação do papel dos profissionais de Enfermagem e influência no absenteísmo entre qualquer modelo. Conclui que, baseado nas evidências disponíveis, a predominância do modelo de time dentre as comparações é sugestivo de sua popularidade. Os dados relacionados ao resultado assistencial, satisfação profissional dos Enfermeiros, absenteísmo e clarificação do papel dos profissionais de Enfermagem não diferem entre os modelos comparados. Poucos benefícios foram encontrados nas comparações com o modelo *Primary Nursing* e o custo efetividade do modelo *Team Nursing*, os quais ainda permanecem em discussão. No entanto, o modelo *Team Nursing* parece ser o melhor modelo para equipes inexperientes e o aspecto-chave nas unidades foi o conjunto de habilidades existentes entre os vários níveis de profissionais na área de Enfermagem[8].

Considerando que no mundo existem diversos modelos assistenciais calcados na compreensão da saúde e da doença, nas tecnologias disponíveis em determinada época para intervir na saúde e na doença e nas escolhas políticas e éticas que priorizam os problemas a serem enfrentados pela política de saúde. Por esse motivo, ressalta-se que não há modelos certos ou errados, ou receitas que, quando seguidas, dão certo[9].

A discussão relacionada à Modelo Assistencial, muitas vezes pouco compreendido na sua totalidade, nos traz a reflexão de como podemos definir a assistência hospitalar no Brasil em face das diferenças econômicas, sociais e políticas quando comparada com outros países e mesmo entre as diversas regiões brasileiras.

A assistência hospitalar nos aparece como uma esfinge. Seus mistérios nos ameaçam continuamente. Não há certeza quanto aos leitos, se são suficientes, se são excessivamente caros, se a atenção prestada é de boa qualidade, se é conveniente os hospitais serem grandes ou pequenos, etc. As respostas têm variado no decorrer dos anos, com a mudança dos critérios valorizados em cada época e realidade[10].

Falar, portanto, de Modelo Assistencial vai além dos muros hospitalares. É a maneira como os líderes dos países, estados, comunidades valorizam e definem como a assistência à saúde se dará em determinada região. Essas organizações podem estar relacionadas a instituições públicas como privadas. Os recursos para a saúde são compartilhados a demais necessidades do país, como transporte, educação, cultura, etc.

O tema de qualquer modelo de atenção à saúde faz referência não a programas, mas ao modo de se construir a gestão de processos políticos, organizacionais e de trabalho que estejam comprometidos com a produção dos atos de cuidar do indivíduo, do coletivo, do social, dos meios, das coisas e dos lugares. Isso sempre será uma tarefa tecnológica, comprometida com a necessidade enquanto valores de uso, enquanto utilidades para indivíduos e grupos[11].

Citando um pouco da história da saúde no Brasil, o Sistema Público de Saúde resultou de décadas de luta, de um movimento que se denominou Movimento da Reforma Sanitária. Foi instituído pela Constituição Federal (CF) de 1988 e consolidado pelas Leis 8.080 e 8.142. Esse sistema foi denominado Sistema Único de Saúde (SUS). Algumas características desse sistema de saúde, começando pelo mais essencial, dizem respeito à colocação constitucional de que Saúde é Direito do Cidadão e Dever do Estado[12].

A forma de organização e hierarquização das redes assistenciais, em que a ideia predominante envolve uma imagem em pirâmide para a atenção à saúde, bem como a ideia da complexidade crescente em direção ao topo. Hospital no topo da rede básica como porta de entrada do sistema de saúde[12].

■ REFERÊNCIAS BIBLIOGRÁFICAS

1. Morosini MVGC, Corbo ADA (Orgs). Modelos de atenção e a saúde da família. Rio de Janeiro: EPSJV/Fiocruz; 2007. P. 27-41. Disponível em: http://www.epsjv.fiocruz.br/index.php?Area=Material&MNU=& Tipo=1&Num=26 acessado em março de 2011.
2. Gerolin FSF, Modelo Assistencial Hospital Alemão Oswaldo Cruz®. Um Estudo de Caso. 2016. Tese (Doutorado em Ciências) – Escola

Paulista de Enfermagem, Universidade Federal de São Paulo, São Paulo.
3. Cherubin AN. A arte de ser um administrador hospitalar líder. São Paulo, SP: Editora do Centro Universitário São Camilo; 2003; p.23.
4. Camon VA, et al. E a Psicologia entrou no Hospital. São Paulo: Pioneira, 1996.
5. Dubois CA, D'amour D, Tchouaket E, Clarke S, Rivard M, Blais R. Associations of patient safety outcomes with models of nursing care organization at unit level in hospitals. Int J Qual Health Care. 2013 Apr;25(2):110-7. doi: 10.1093/intqhc/mzt019. Epub 2013 Feb 18.
6. Koloroutis M. Cuidado Baseado no Relacionamento: Um modelo para transformação da prática. Coord. Fátima Silvana Furtado Gerolin. São Paulo: Atheneu, 2012, p. 27.
7. Manthey M. The Practice of Primary Nursing: Relationship-Based, Resourse – Drive Care Delivery. 2ª ed. Minneapolis, MN. 2007. p. 27-32.
8. Gerolin FSF, Cunha ICKO. Modelos Assistenciais na Enfermagem – Revisão de Literatura. Enfermagem em Foco. 2013; 4(1): 33-36.
9. Silva Júnior AG, Almeida C. Modelos Assistenciais em Saúde: desafios e perspectivas. In: Morosini MVGC, Corbo ADA. Modelos de atenção a saúde da família. Rio de Janeiro: EPSJV/ Fiocruz, 2007. P. 27-41.
10. Porter ME, Teisberg EO. Redefining health care: creating value-based competition on results. Boston: Harvard Business School Press; 2006
11. Merhy EE. Saúde: a cartografia do trabalho vivo. São Paulo: Hucitec, 2002.
12. Carvalho G. A Saúde Pública no Brasil. Estudos Avançados 27 (78), p.10, 2013.

Capítulo 3

Resgate Histórico da Assistência do HAOC

Luciana Mendes Berlofi

A Associação Hospital Allemão, primeiro nome do HAOC, foi fundada em 16 de setembro de 1897 pelas comunidades paulistas de imigrantes alemães, suíços e austríacos. Essas comunidades ansiavam por um serviço de saúde que entendesse e seguisse seus preceitos culturais e hábitos de vida.

Desde o final do século XIX, o hospital se organizou para atender às necessidades de saúde dessas comunidades tendo, como principal preceito, a entrega de um atendimento de excelência o qual essas pessoas tinham como padrão. Esse foi o primeiro e um dos principais fatores propulsores da busca incessante pela qualidade assistencial e por profissionais qualificados e de referência.

Em São Paulo, na primeira metade do século XX, poucos profissionais atuantes na área da saúde atendiam às expectativas da comunidade alemã, austríaca e suíça. Assim, os imigrantes estrangeiros compuseram o maior porcentual da força de trabalho do hospital até o fim da década de 1930, quando a política de nacionalização e o início da Segunda Guerra Mundial forçaram a contratação de profissionais brasileiros[1].

A comunidade alemã expressava alta expectativa por atenção e cuidados de saúde, qualificados e eficientes. Essa comunidade tomava, como padrão, as experiências pregressas em hospitais alemães que dispunham de tecnologia e conhecimentos mais avançados. O ano de 1924 foi marcado pela inauguração do Hospital que, então, dispunha de 50 leitos e um parque tecnológico correspondente ao que se tinha de mais moderno à época.

17

Com relação aos serviços de apoio, os primeiros equipamentos de cozinha do hospital foram doados pela família Zerrenner. No entanto, o hospital não dispunha de refrigeradores. Assim, para manter os alimentos refrigerados eram utilizadas, diariamente, 20 barras de gelo, as quais eram fornecidas pela Cervejaria Antártica[2].

Em 1929, a Associação Hospital Allemão firmou contrato com a Sociedade Cruz Vermelha Ultramar de Berlim para a contratação de serviços de enfermagem especializados. Entretanto, esse vínculo perdeu força a partir de dezembro de 1939 com a publicação do Decreto-Lei Nº. 184.311, também conhecido como "Lei dos Dois Terços" ou "Lei da Nacionalização", que restringia a um terço as vagas que poderiam ser destinadas a empregados estrangeiros em qualquer instituição empregadora no Brasil.

Para incentivar a vinda desses profissionais, o hospital, com apoio da comunidade alemã paulistana, financiava as despesas da viagem e oferecia estadia e alimentação dentro das dependências do hospital. Como forma de pagamento desse acordo, mensalmente era descontado, desses profissionais, um valor que representava, no máximo, 2% de seu salário mensal. Como requisito, as enfermeiras deveriam ter entre 30 e 40 anos, e assumir o compromisso de permanecer, no mínimo, quatro anos no cargo. Para o cargo de enfermeira-chefe ou irmã superiora eram exigidos conhecimentos administrativos, uma vez que elas cuidavam dos departamentos de Compras, Pessoal, Contabilidade, Faturamento e Cobrança.

As enfermeiras alemãs religiosas, ao aceitarem as condições dessa imigração e da atuação no HAOC, assumiam uma dívida relativa aos custos da viagem. Apesar de representar apenas 2% da remuneração dessas trabalhadoras, que já não era muito significativa em função dos votos de pobreza, tratava-se de um débito de longo prazo, que se estendia durante todo o período de atuação desse profissional na instituição[4].

Em 1939, o hospital contava com 14 enfermeiras alemãs e atingiu a marca de 2.855 internações. Dois anos depois, em 1941, em meio a forte política de nacionalização, o Estado interveio na instituição, ordenando a mudança do nome para Associação Hospital Rudolf Virchow e, posteriormente em 1942, para Hospital Osvaldo Cruz. A intervenção do Estado no hospital só foi suspensa dois anos depois, com o final da Segunda Guerra Mundial. Contudo, apenas em 1991 foi acrescentado o vocábulo "Alemão" ao nome, a fim de homenagear os fundadores do hospital e o contínuo apoio recebido por ele da comunidade germânica[5,6].

O clima de guerra afetava a todos na comunidade alemã. Apesar do estado de intervenção, o hospital ainda dispunha de colaboradores alemães ocupando diversos cargos, entre eles, o de irmã superiora, o mais alto cargo assistencial, que era exercido por Gertrude Ziefer. Gerda Ziefer, como era chamada, atuou entre 1937 e 1944 e era a maior referência assistencial da instituição nessa época e exercia, por sua liderança, forte influência política na instituição. Nos tumultuados dias de intervenção, a postura de resistência e mobilização, através de campanhas expressamente contra a intervenção do Estado, culminaram com a prisão da enfermeira-chefe alemã. Gerda permaneceu na penitenciária feminina por um ano, período no qual organizou um serviço de assistência médica para as presas doentes. Retornou para a Alemanha em 1945 e voltou a São Paulo décadas depois, sendo recebida cordialmente[7].

Apesar das dificuldades vivenciadas na década de 1940, o hospital seguiu com suas atividades e buscou sempre, como seu ideal, oferecer assistência inovadora, especializada e de referência. Tal compromisso com a assistência existe comprovadamente desde 1930, com um interessante registro que comenta: "a qualidade do atendimento e dos profissionais (muitos europeus), [...] levava outros médicos a internarem seus pacientes na Associação Hospital Allemão". Esse é mais um fato que subsidia o entendimento de que a instituição é considerada um hospital modelo--referência desde então[2].

Outro aspecto que reforça o hospital como modelo-referência é a prática do "Curso de Enfermagem" já datado de março de 1942. Era um curso, com duração de dois meses, direcionado a pequeno grupo formado por práticos de enfermagem, ajudantes de enfermeiro, discentes de enfermagem e alunas. Apresentava forte aspecto técnico e prático, e era ofertado dentro do próprio hospital, mais precisamente, nos próprios locais dos postos de trabalho dos alunos/ funcionários. Acredita-se que o principal objetivo do curso era capacitar e formar colaboradores da instituição para progressões profissionais e aproveitamento interno[4].

Em 1945, se tem mais um marco para assistência do HAOC. Foi nesse ano que Edith Key, enfermeira alemã, passou a ocupar o cargo de Gerente, segundo mais alto cargo remunerado na instituição. Essa era uma nomenclatura administrativa e pouco usual na assistência. Edith Key ocupou essa posição até 1954[4].

Apesar de se acreditar que esses profissionais já compunham o corpo funcional do hospital, é de janeiro de 1941 o primeiro registro sobre a atuação de uma farmacêutica e parteira. As atividades do profissional farmacêutico, na época, estavam voltadas ao controle rigoroso de substâncias entorpecentes e de seus devidos registros de acordo com a utilização nos procedimentos cirúrgicos[4].

Desde a década de 1940 já se tinha a inclinação da instituição como uma referência cirúrgica. Tal fato é sustentado pelo destaque de cargos assistenciais e de liderança para enfermeiras de sala operatória[4].

A década de 1970 foi marcada por muitos incrementos tecnológicos, tais como o investimento em unidades clínicas e a construção da entrada principal na Rua 13 de Maio. Foi nesse período que se inaugurou o Centro de Diagnóstico, Check-Up, Clínica de Reabilitação e a Farmácia. Nessa mesma época, foram contratados os primeiros dietistas do hospital, sendo dois responsáveis pela nutrição e um pelas dietas. Entretanto, a assistência nutricional nessa época resumia-se a coleta das prescrições, feitas nas unidades de internação e UTI, e seu encaminhamento para a cozinha.

Em 1980, foram concluídas as reformas do Bloco C, onde estavam localizados o Centro Cirúrgico e a Unidade de Terapia Intensiva. As Unidades Assistenciais recebiam sua denominação por ordem de inauguração como, por exemplo, "1ª Seção de Enfermagem" até "9ª Seção de Enfermagem" e possuíam cores no seu ambiente externo trazendo uma harmonia[8].

Além das reformas, a década de 1980 foi marcada por alterações na estrutura de recursos humanos e nos processos relacionados à assistência. Em 1983, muito antes da obrigatoriedade da formação da Comissão de Controle de Infecção Hospitalar (CCIH), com o objetivo de assegurar um atendimento de qualidade, o HAOC cria sua CCIH. Por ocasião da primeira reunião, foi discutida ficha de notificação de infecção e a forma de levantamento de dados de infecção.

Nesse mesmo período, foi contratada a primeira fisioterapeuta do hospital, com carga horária de 20 horas semanais, realizando, em média, três atendimentos/dia. O Serviço de Fisioterapia, nos moldes atuais, iniciou em abril de 1980 a partir da contratação do fisioterapeuta Carlos Alberto Monteiro Costa. A profissão era nova e pouco se sabia sobre as competências de um fisioterapeuta, o que gerou certa resistência entre os médicos do hospital em solicitar atendimento de fisioterapia. Os primeiros pacientes atendidos foram os da neurocirurgia e aqueles em pós-operatório para os quais era realizada, principalmente, fisioterapia respiratória.

No início, os registros de atendimento eram realizados em formulários que eram arquivados no Serviço de Fisioterapia. A despeito da existência do Serviço, em razão do número restrito de profissionais, médicos e enfermeiros eram responsáveis pela ventilação mecânica e não invasiva até 1984. Nesse ano, foi contratada uma especialista em fisioterapia respiratória, a qual deu início aos atendimentos de fisioterapia motora e respiratória na UTI; entretanto, sem fisioterapeuta fixo e com atendimentos realizados somente durante o dia.

Além do incremento no Serviço de Fisioterapia, houve profundas mudanças no Serviço de Nutrição do Hospital, o qual, agora, contava com 64 colaboradores. O Serviço foi reestruturado e a equipe passou por treinamento, com vistas a adaptar-se à nova estrutura do Serviço.

Em 1990, o atendimento de fisioterapia na UTI passou a ser de 12 horas, sete dias por semana. Em 1991, houve um aumento de quadro no Serviço de Fisioterapia, o qual passou a contar com dez profissionais. Assim, nesse ano, foi possível ampliar o atendimento na UTI para 24 horas, bem como passar a responsabilidade pela ventilação mecânica para o fisioterapeuta.

Também na década de 1990, foi criado o Grupo de Estudos em Nutrição Hospitalar (GENH), que reunia as principais nutricionistas que atuavam em hospitais da cidade de São Paulo. O grupo era extremamente reconhecido, tinha reuniões mensais as quais eram muito frequentadas.

Nessa época, a Farmácia situava-se no atual Bloco C ao lado da UTI e era responsável por toda aquisição e distribuição de materiais e medicamentos no hospital, assim como pelo controle de medicamentos psicotrópicos e entorpecentes. Em 1993, o quadro foi ampliado para três farmacêuticas e o setor assumiu a manipulação de Nutrição Parenteral, além de participar e sediar reuniões de grupo de compras o qual reunia os Hospitais Samaritano, Sírio-Libanês e Hospital do Coração. Esse era o embrião das atividades conjuntas do grupo de compras, atualmente realizadas na Associação Nacional de Hospitais Privados (ANAHP).

Em 1994, farmacêuticos do HAOC se reuniram com profissionais do Hospital Israelita Albert Einstein e Hospital Paulo Sacramento de Jundiaí, para unir esforços e avaliar fornecedores, assegurando a procedência dos medicamentos. O grupo iniciou as visitas técnicas a indústrias farmacêuticas e distribuidores de medicamentos. Assim nascia o GAFO – Grupo de Avaliação e Qualificação de Fornecedores, hoje composto por 21 hospitais e com histórico de mais de 631 auditorias a fornecedores.

Nessa época, as solicitações de materiais e medicamentos já eram informatizadas e impressas diretamente na Farmácia Central. Em virtude do aumento da demanda e do consumo de insumos foi necessário expandir a área de armazenamento para local específico e segregado, dando início ao almoxarifado do hospital.

A partir da década de 1990, a Farmácia passou a receber estagiários voluntários, sendo em 1996 abertas duas vagas de estágio extracurricular, mediado pelo CIEE – Centro de Integração Empresa Escola. Nessa época, o farmacêutico já participava de discussões do grupo de transplantes e de casos clínicos, além de realizar entrevistas com pacientes na fase pré-transplante. Participava ainda de visitas técnicas junto à enfermeira responsável pela padronização de materiais para verificar a necessidade de desenvolvimento de novos produtos, mais adequados à assistência, além de atuar, em conjunto com a enfermeira do controle de infecção, no monitoramento do consumo de antimicrobianos.

Pioneiro como hospital que dedicou um setor para pacientes com cuidados de enfermagem de maior complexidade, a Unidade contava com estrutura física e humana diferenciada para atender aos pacientes que se encaixavam nesse perfil, mediante a avaliação do enfermeiro utilizando um roteiro sistematizado que evidenciava a necessidade de internar ou transferir o paciente para essa unidade. Aos poucos, a equipe médica foi conhecendo e valorizando o trabalho dessa unidade, fazendo com que os mesmos se sentissem cada vez mais atendendo às necessidades de seus pacientes.

No início de 1996, o CDI foi ampliado e modernizado com equipamentos de última geração importados da Alemanha e EUA. Ainda nesta data foi inaugurada a Unidade DAY Clinic e o "Salão de Chá" local destinado para lanche e refeições de acompanhantes, com vista para o jardim, reconhecido pelo aconchego e característica de sua arquitetura estilo europeu.

Em 1998, a responsabilidade pelo estoque de materiais e medicamentos do Centro Cirúrgico passa a ser do farmacêutico, sendo criada a primeira Farmácia Satélite com farmacêutico exclusivo. Já nessa época, havia preocupação com a segurança do paciente, motivo pelo qual foram desenvolvidos kits de medicamentos contendo os diluentes, soluções e insumos necessários para administração de medicamentos injetáveis, a fim de maximizar eventos adversos.

Em 1999, registrou-se a primeira reunião da Equipe Multiprofissional de Terapia Nutricional (EMTN) do HAOC. Essas reuniões foram fundamentais para a definição do modelo de triagem nutricional e avaliação nutricional, bem como contribuíram sobremaneira para a padronização das rotinas do Serviço de Nutrição.

Em 2000, foi inaugurada a primeira construção vertical, o Bloco B, edifício com 14 andares, possibilitando a ampliação das Unidades de Internação, Bloco Operatório, Unidade de Terapia Intensiva e outros setores de apoio diagnóstico.

Em 2007, de forma pioneira, a Farmácia iniciou o projeto piloto de dispensação de medicamentos com código de barras bidimensional datamatrix, de modo a garantir a rastreabilidade de lote e validade o que culminou com o Prêmio Automação e Rastreabilidade Processo Medicação com Código Datamatrix pela GS1 Brasil – Associação Brasileira de Automação.

No Serviço de Nutrição, em 2010, surge uma proposta de atuação mais prática da EMTN, na qual a equipe determina, valida rotinas referentes à terapia nutricional na instituição, bem como participara da assistência ao paciente. Em 2012, o modelo de atuação foi novamente revisto e a EMTN passou a realizar visitas semanais aos pacientes com terapia nutricional enteral ou parenteral, com discussão dos casos com a equipe assistencial.

A partir de 2003, tentou-se um novo modelo de gestão do serviço, o qual foi dividido em duas chefias: Nutrição Produção e Nutrição Clínica. A partir de 2004, o Serviço inicia o atendimento Nutricional aos colaboradores e 2006, em razão da expansão do hospital e de novas áreas de atuação, o Serviço de Nutrição é unificado, unindo as áreas de produção e clínica. Em 2009, o atendimento de colaboradores passa a ser de responsabilidade do Centro de Atenção a Saúde do Colaborador (CASC).

Nesse período, a Nutrição Clínica reformulou seu método de triagem nutricional, passando a usar a Triagem Nutricional de Risco – NRS 2002 – Nutritional Risk Screening. Pacientes com risco nutricional passaram a ser submetidos a uma avaliação com foco em fatores que interferem diretamente no estado nutricional do paciente, por meio da análise conjunta de condições físicas, bioquímicas, clínicas e dietéticas.

Mediante o resultado da avaliação é possível desenvolver um plano de cuidado e acompanhamento individualizado com metas de cuidados nutricionais, bem como a elaboração de um Plano de Educação. Tal plano inicia-se por ocasião da primeira visita do nutricionista, inclui o paciente e seu familiar em relação à dieta e hábitos alimentares, sendo continuamente avaliada a necessidade de reorientação.

Em 2010, o protocolo de assistência nutricional ao paciente foi reformulado, adotando-se o conceito de nutricionista referência, onde o paciente é cuidado pela mesma nutricionista desde a admissão até a alta hospitalar, o maior vínculo entre o profissional e o paciente. Ainda, o nutricionista participa da passagem de plantão, tem como seu posto de trabalho a unidade de internação, ficando muito mais próximo dos demais membros da equipe.

Com o crescimento do HAOC, foi necessário pensar em ampliação de estrutura e espaços. Entretanto, em todos os momentos sempre houve a preocupação em se equilibrar a ampliação e modernização, com a preservação das características primárias, o verde e os jardins. Tal preocupação valoriza a história da instituição e colaborando com a premissa de que o ambiente interfere na qualidade de vida e recuperação dos pacientes.

Fazer parte da equipe assistencial do HAOC significa não apenas cumprir o papel profissional, mas, sobretudo, agir dentro dos princípios do Modelo Assistencial. O Modelo sustenta o nosso propósito assistencial que é prestar uma assistência interdisciplinar, individualizada, integrada, eficiente, de excelência, baseada em evidência e que coloca o paciente e seu familiar no centro de todos os nossos processos.

A busca incessante por uma assistência de excelência coloca o HAOC no papel de uma instituição modelo-referência e o destaca no cenário da saúde. A característica de excelência da equipe assistencial é datada da década de 1930, fomentado pelo conhecimento trazido e deixado como legado das enfermeiras alemãs da Cruz Vermelha. As presenças de lideranças assistenciais fortes e atuantes inspiravam a equipe a seguirem um padrão de alta qualidade, que acabou se tornando uma característica forte do HAOC.

Outra forte característica, sustentada até hoje, é o constante incentivo para a busca de atualização, conhecimento e contínuo desenvolvimento pessoal e profissional. Os aproveitamentos internos e as progressões profissionais (vertical e horizontal) estão presentes desde a década de 1930. Todo esse cenário destaca a enfermeira do HAOC no seu aspecto assistencial, agregando qualidade e segurança no cuidado.

Como forma de acompanhar as mudanças no cenário assistencial, na década de 1980, houve um primeiro movimento para a definição das teorias de Enfermagem que sustentariam a prática assistencial do hospital. Um grupo de estudos sobre o assunto foi organizado e, a partir desse estudo, adotamos a Teoria do Autocuidado, de Dorothea Oren, e a Teoria das Necessidades Humanas Básicas, de Wanda Horta, como base da nossa prática.

No início da década de 1990, mais um grande avanço foi dado na assistência do HAOC. Foi nessa década que passamos a adotar o cuidado integral no processo de trabalho assistencial. Assim, o cuidado deixa de ser fragmentado e baseado em tarefas e passa a ser prestado por um único membro da equipe de cada plantão. Tal inovação, além de atender às necessidades do paciente de forma mais holística, traz mais segurança à assistência, além de fortalecer o vínculo do paciente com a equipe de cuidado. O modelo de cuidado ao paciente contava com um diferencial na qual o hospital possuía no quadro de funcionários uma enfermeira "assistencial".

Em meados de 2009, o HAOC passa a adotar os preceitos do *Primary Nursing* como norteadores do cuidado, fortalecendo ainda mais a segurança, a qualidade e o vínculo firmado com a equipe assistencial. Foi em 2010 que os conceitos do RBC passam a compor o nosso jeito de cuidar e integrar o Cuidado Centrado no Paciente e Família, o Cuidado Integral e o *Primary Nursing* na sustentação do Modelo Assistencial HAOC.

- Principais Lideranças Assistenciais do HAOC:
  – Marga Kasig (alemã) – 1923 – 1937: primeira Enfermeira Chefe.
  – Gerda Ziefer (alemã) – 1937 – 1944: Enfermeira Chefe/ Irmã Superiora.
  – Edith Key (alemã) – 1944 – 1955: primeira gerente do HAOC.
  – Ursula Heinrich (era de Blumenau) – 1955 – 1971 (?): Gerente de Enfermagem.
  – Lore Cecília Marx (é do Sul) – 1972 – 1996 (Gerente do Serviço de Enfermagem, Assistencial e Apoio).

- Comissão de Gerenciamento do Serviço de Enfermagem – 1997 – 2003: Composta por gerentes assistenciais).
- Joana Lech (Santa Maria) – 2003 – 2011: Diretora de Enfermagem / Superintendente Assistencial a partir de 2007
- Fátima Silvana Furtado Gerolin (São Paulo) – desde 2013 – Superintendente Assistencial.

REFERÊNCIAS BIBLIOGRÁFICAS

1. Secaf V, Kurcgant P, Sewaia BB. Hospitais criados por comunidades de imigrantes na cidade de São Paulo: história e características. Rev. baiana enferm. 1988 dez;4(2):116-47.
2. Lipkau EG. Hospital Alemão Oswaldo Cruz: 1897–1997. São Paulo: DBA Artes Gráficas; 1997.
3. Brasil. Decreto-lei nº. 1.843, de 7 de dezembro de 1939. Dispõe sobre a nacionalização do trabalho e a proteção ao trabalhador nacional [Internet],.[citado 2013 jan. 15]. Disponível em: http://www2.camara.leg.br/legin/fed/declei/1930-1939/decreto-lei-1843-7-dezembro-1939-411788-publicacaooriginal-1-pe.html
4. Berlofi LM. Caracterização e organização da força de trabalho de enfermagem de um hospital privado de origem germânica da cidade de São Paulo, no período de 1941 a 1945. [dissertação]. São Paulo: Universidade Federal de São Paulo, Escola Paulista de Enfermagem, 2014. 131f.
5. Brasil. Decreto-lei nº. 4.807, de 7 de outubro de 1942. Cria a Comissão de Defesa Econômica, e dá outras providências. Diário Oficial da União. 1942 out. 03:Seção1:15.059.
6. Brasil. Lei nº. 16.992, de 26 de outubro de 1944. Exclui do regime de administração a Associação Hospital Osvaldo Cruz, com sede em São Paulo. Diário Oficial da União [Internet]. 1944 [citado 2013 nov. 22]:Seção 1:18.554. Disponível em: http://www.jusbrasil.com.br/login?next=http%3A%2F%2Fwww.jusbrasil.com.br%2Fdiarios%2F2630721%2Fpg-11-secao-2-diario-oficial-da-uniao-dou-de-29-11-1944%2FpdfView
7. Mecone MCC. Representações da Enfermagem na imprensa paulistana: A Gazeta 1942 – 1945 [dissertação na Internet]. (São Paulo): Universidade de São Paulo, Escola de Enfermagem; 2009 [citado 2014 jan. 24]. 105 f. Disponível em: http://www.teses.usp.br/teses/disponiveis/7/7131/tde-26012010-082733/pt-br.php

Capítulo 4

Avaliação e Investigação

Luciene Cristine da Silva Ferrari, Eduardo
Baptista de Almeida, Claudia Leiko Takaya

■ DEFINIÇÃO

A etapa de Avaliação e Investigação é quando se inicia o processo do cuidado no HAOC, e esse foi o motivo que nos levou a definirmos essa etapa como sendo a primeira fase do Modelo Assistencial Hospital Alemão Oswaldo Cruz®. Como premissa, nos comprometemos a ofertar um tratamento digno, solidário e acolhedor, acreditando no poder das conexões humanas para transformação do ambiente de cuidado. Nesse encontro, que é uma relação subjetiva, entramos na dimensão ética por excelência. Buscamos ouvir pacientes e familiares como seres singulares, com suas dúvidas, vivências, medos e expectativas. Acolhemos, demonstrando interesse e personalizando o atendimento, cuidando para promover um ambiente favorável, chamando a pessoa pelo nome, dedicando-se com intensidade durante o tempo disponível, valorizando suas questões, problemas, ansiedades e integrando os familiares no contexto do cuidar.

Segundo Vassoler, um processo de avaliação tem como objetivo definir corretamente os problemas e as necessidades dos pacientes, sendo impossível sem esta desenvolver um tratamento apropriado. A avaliação deve ser realizada constantemente para identificar alterações e avaliar se os objetivos estabelecidos estão sendo atingidos[1], ou seja, se realmente o paciente se beneficiou do plano de tratamento aplicado[2].

Avaliar significa reconhecer a grandeza, a intensidade, a força de algo e Investigação é um ato ou efeito de inquirir, investigar ou pesquisar. Optamos por unir essas duas temáticas distintas em uma mesma fase, pois acreditamos que a Investigação nada mais é do que a Avaliação de uma forma pró-ativa do investigador para ir além do que é óbvio. Os profissionais de saúde necessitam de conhecimentos científicos, habilidade técnica e interpessoal, raciocínio clínico e pensamento crítico para realizarem uma Avaliação e Investigação eficaz.

Também é importante ressaltar que a intuição é um requisito que contribui na busca de pistas para inferência diagnóstica, mas muitas vezes, está relacionada ao conhecimento clínico prévio do diagnosticador[2].

A Avaliação e Investigação consistem na obtenção de dados subjetivos e objetivos das pessoas de quem cuidamos, de forma deliberada e sistemática. Uma abordagem sistemática significa que a coleta de dados é organizada e obedece a uma sequência lógica de perguntas e observações[2].

A Avaliação e Investigação têm propósito e direção e baseia-se:

1. Na consciência do profissional da saúde sobre o seu domínio profissional e no âmbito de suas responsabilidades práticas;
2. Na clareza das informações necessárias para que o profissional da saúde cumpra seu papel;
3. Na utilização de perguntas e observações que otimizem tempo e energia do profissional da saúde e da pessoa.

Como parte do objetivo deste capítulo, compartilharemos algumas experiências da etapa de Avaliação e Investigação do Modelo Assistencial Hospital Alemão Oswaldo Cruz®, que elevam o raciocínio clínico, a qualidade da assistência e a segurança do paciente.

A fase da Avaliação e Investigação do paciente é um processo essencial que exige formação especializada, treinamento contínuo e atualizado, conhecimento e habilidades especiais. O HAOC define diretrizes de avaliação a todos os pacientes atendidos no hospital e nas suas unidades externas, por meio de uma equipe interdisciplinar qualificada, que avalia, registra e encaminha suas necessidades.

▌ TOMADA DE DECISÃO

Não é incomum o relato de histórias de profissionais da saúde que caracterizam falhas no processo de avaliação e investigação do paciente, gerando toda uma cadeia de tomada de decisões inadequadas. Uma ampla variedade de trabalhos de pesquisa sugere que uma avaliação inadequada pode produzir rupturas no processo diagnóstico que resultam em uma quantidade enorme de danos e óbitos de pacientes. Pacientes infartados podem ter seu diagnóstico confundido com uma simples epigastralgia ou a demora na identificação de agravos clínicos podem resultar em tratamentos mais agressivos ao paciente, prolongamento de tempo de internação e até mesmo morte.

Você já se deparou com situações de falha no processo de avaliação no seu time de trabalho? Os profissionais envolvidos na avaliação e investigação de pacientes possuem as competências necessárias para essa tarefa? A metodologia atual de ensino e os processos de trabalho nos estimulam a realizar operações que envolvem coleta de dados, articulação, comparação e tomada de decisão adequada? As ferramentas de trabalho apoiam na coleta de dados?

Os dados coletados para o direcionamento do cuidado podem ser obtidos utilizando-se: entrevista, observação, exame físico, resultados de provas diagnósticas, revisão de prontuário e colaboração de outros profissionais[2].

ENTREVISTA E EXAME FÍSICO

A entrevista é definida como a primeira fase da Avaliação e Investigação, na qual a coleta de dados permite ao profissional de saúde identificar problemas, determinar diagnósticos, planejar e implementar a sua assistência[3].

O exame físico é uma etapa relevante para o planejamento do cuidado, pois busca avaliar o paciente por meio de sinais e sintomas, procurando por anormalidades que podem sugerir problemas no processo de saúde e doença. Esse exame deve ser realizado de maneira sistematizada, utilizando as técnicas propedêuticas: inspeção, palpação, percussão e ausculta e recursos materiais necessários, tais como esfigmomanômetro, estetoscópio, termômetro, oxímetro, entre outros que se fizerem necessários de acordo com a especificidade da área envolvida. Além desses instrumentos básicos para a realização do exame físico, também utilizamos os órgãos do sentido: visão, audição, tato e olfato para subsidiar o seu plano de cuidar/cuidado[3].

Os profissionais no HAOC realizam o exame físico conforme suas especialidades e competências (médicos, enfermeiros, fisioterapeutas, nutricionistas, entre outros) e contribuíram para a construção de ferramentas que são roteiros utilizados para a realização da avaliação (Anexos 4.1 a 4.3).

Ressaltamos que os profissionais do HAOC determinam a periodicidade de suas avaliações nos diversos serviços conforme as características e necessidades dos pacientes, por exemplo, no setor de hemodiálise a avaliação médica e de enfermagem é realizada a cada 30 dias em decorrência das características da população atendida. Já a nutricionista avalia o paciente de acordo com o seu risco nutricional pela escala NRS 2002 e caso ele apresente *Score* de risco um ou dois (maior risco de desnutrição), a avaliação será realizada entre 7 e 10 dias.

O conhecimento abrangente fatores relacionados aos pacientes, aos problemas que afetam a saúde, bem como sua condição socioeconômica, suas necessidades e carências, suas crenças e valores culturais, entre outros aspectos, contribuindo para que seja possível entregar um cuidado individualizado e integral[5]. Estar ciente das características da pessoa que está sendo atendida aumenta a possibilidade de se estreitar o vínculo paciente/profissional, um aspecto essencial no processo de cuidado no HAOC.

O ambiente das áreas assistenciais do HAOC foi projetado de forma favorável para a realização da avaliação e investigação influenciando positivamente na qualidade e veracidade dos dados coletados, bem como respeitando a privacidade e oferecendo condições da permanência de familiares ou acompanhantes. Segundo Corbella[6], uma pessoa está confortável em um ambiente quando se sente em neutralidade em relação a ele. No caso dos edifícios hospitalares, a arquitetura pode ser um instrumento terapêutico se contribuir para o bem-estar físico, com a criação de espaços que além de acompanharem os avanços da tecnologia, desenvolvam condições de convívio.

Com base nas informações obtidas podemos nos adequar a diversos processos de comunicaçao utilizando nossas qualidades pessoais (bom humor, demonstração de respeito, comportamento ético, criativo), habilidades (eloquência, domínio de técnicas de comunicação, influência) e conhecimento técnico. A composição desses três fatores em maior ou menor proporção é o que irá determinar uma experiência gratificante entre o profissional da saúde, o paciente e a sua família.

A equipe assistencial, ao conhecer e avaliar o paciente, no sentido da relação entre dois seres humanos, tem nesse processo duas vias: de um lado a pessoa que está necessitando dos cuidados de saúde, e de outro o profissional com preparo técnico-científico, humanístico e disponível para o cuidado efetivo. Desse modo, o paciente e sua família se sentirão atendidos em suas necessidades.

A razão de ser do HAOC é ser preciso e humano para garantir a melhor experiência e resultado em saúde para o paciente. Para que esse resultado seja alcançado, necessitamos de ações focadas na qualidade e segurança do paciente que envolvem:

- Aliar desenvolvimento tecnológico e relacional humanístico.
- Valorizar o processo de cuidar com foco no paciente/família e suas necessidades.
- Resgatar os valores humanos aliados a competências e conhecimentos que são legítimos no processo de reestabelecimento nas ações de assistência à saúde.
- Reconhecer as potencialidades de quem está fragilizado e confiarmos em sua capacidade de agir.

As pessoas que procuram atendimento hospitalar querem ser tratadas como pessoas, e não como doenças, querem ser observadas como um todo, incluindo os aspectos físico, emocional, social e espiritual. Ignorar qualquer uma dessas dimensões torna a abordagem ao paciente incompleta. Conhecer a pessoa que tem alguma necessidade de assistência a sua saúde é um valor que acompanha todos os profissionais das áreas assistenciais do HAOC.

Realizamos um processo eficaz de Avaliação e Investigação, a qual conduz as decisões para estabelecimento de um plano de cuidados quando necessário, levando em consideração as necessidades do paciente quanto a tratamentos imediatos e continuados. Trata-se de um processo contínuo, dinâmico e envolve três processos:

1. Coleta de informações e dados do estado físico, psicológico, nutricional e social, além do seu histórico de saúde.
2. Análise e compreensão de dados e informações, incluindo resultados de exames laboratoriais e de imagem para identificar as necessidades do paciente.
3. Desenvolvimento de um plano de cuidados para atender às necessidades identificadas.

■ PROTOCOLOS ASSISTENCIAIS NA FASE DE AVALIAÇÃO E INVESTIGAÇÃO

O uso de protocolos também colabora com o aprimoramento da assistência, favorecendo o uso de práticas cientificamente sustentadas, minimizando a variabilidade das informações e condutas entre os membros da equipe de saúde e estabelecem limites de ação e cooperação entre os diversos profissionais.

O protocolo é a descrição de uma situação específica de assistência/cuidado, que contém detalhes operacionais e especificações sobre o que se faz, quem faz e como se faz, conduzindo os profissionais nas decisões de assistência para a prevenção, recuperação ou reabilitação da saúde. Pode prever ações de avaliação/diagnóstica ou de cuidado/tratamento, como o uso de intervenções educacionais, de tratamentos com meios físicos, de intervenções emocionais, sociais e farmacológicas, independentes ou compartilhadas entre os profissionais da equipe de saúde[7].

As vantagens para o uso de protocolos assistenciais são:

1. Mais segurança aos usuários e profissionais;
2. Redução da variabilidade de ações de cuidado;
3. Melhora na qualificação dos profissionais para tomada de decisão assistencial;
4. Facilidade para a incorporação de novas tecnologias;
5. Inovação do cuidado;
6. Uso mais racional dos recursos disponíveis;
7. Maior transparência e controle de custos.

Cabe ressaltar que a existência de protocolos não anula a autonomia profissional, pois cabe a ele seguir ou não um protocolo institucional de acordo com as melhores evidências. Cada serviço de saúde deverá selecionar os protocolos relevantes para serem implantados conforme o perfil da população atendida, revisitar o protocolo periodicamente para aprimorá-lo, comparar seus resultados com outros serviços de referência e perseguir os melhores resultados assistenciais.

A importância de um diagnóstico correto é fundamental para se realizar uma abordagem adequada do paciente em relação à orientação que será dada a ele, tanto em termos terapêuticos quanto prognósticos. Uma necessidade paralela no processo de avaliação é tornar os dados coletados acessíveis à equipe de saúde com armazenamento organizado desses dados, no sentido de facilitar a recuperação de informações. Esses dados são fundamentais para avaliação posterior em relação à adesão aos protocolos assistenciais. Com base nessas necessidades, o HAOC, em 2011, optou pela implantação do prontuário eletrônico onde todo o processo de investigação e de documentação relacionados aos pacientes externos ou internados são registrados e armazenados. Grupos especializados avaliam as informações contidas nesses registros para alimentar dados necessários para compor diversos indicadores assistenciais.

Um dos protocolos implantados na instituição tem foco na detecção precoce de agravamento clínico do paciente. Um deles é o Protocolo de Atendimento do Time de Resposta Rápida, no qual a instituição definiu sinais e sintomas que merecem priorização de uma avaliação médica. Toda vez que o código é acionado, o paciente recebe uma avaliação médica em até 10 minutos do momento do acionamento.

Os critérios adotados para que o enfermeiro acione o Time de Resposta Rápida são:
- FC < 50 ou > 130 bpm;
- PAS < 90 mmHg ou PAS > 180 mmHg;
- FR < 8 ou > 24 ipm;
- $SatO_2$ < 90%;
- Alteração aguda do estado mental;
- Convulsão;
- Suspeita de AVC;
- Suspeita de sepse grave;
- Dor torácica;
- Sangramento agudo importante;
- Enfermeiro preocupado com o paciente (sudorese, palidez cutânea, vômitos frequentes, etc.);
- Avaliação pós-queda.

DIRECIONAMENTO DO CUIDADO

A avaliação também ajuda a equipe a identificar e priorizar os serviços preventivos, curativos, paliativos ou de reabilitação que o paciente necessita e seleciona o serviço ou a unidade mais apropriada para atender às necessidades mais urgentes e prioritárias, conforme estabelecem os protocolos institucionais. O HAOC desenvolveu ferramentas de coleta de dados que direcionam os profissionais de saúde e estabelecem critérios para destinar seus pacientes para unidade de serviços intensivos ou serviços de especialidades.

Todos os pacientes que recebem cuidados têm suas necessidades de saúde identificadas por um processo de avaliação definido pelo hospital. Na admissão do paciente, durante sua internação ou quando em atendimento ambulatorial é realizada avaliação completa em relação aos motivos que levaram o mesmo à assistência hospitalar. As informações específicas dependem do ambiente em que os cuidados estão sendo prestados, seja nas unidades de internação, nos atendimentos ambulatoriais, ou no pronto-atendimento. Todo o conteúdo da avaliação fica disponível quando o tratamento for iniciado.

Quando há necessidade de procedimento cirúrgico, os pacientes passam por avaliação pré-operatória antes da cirurgia visto que sua condição clínica pode ter sido modificada durante o período de espera pelo procedimento eletivo. Também pode ser uma oportunidade para que o paciente e seus familiares esclareçam novas dúvidas que tenham surgido. A avaliação pré-operatória inclui as necessidades médicas, físicas, psicológicas, espirituais, culturais e identificação de necessidades que se fizerem necessárias também para o período pós-alta do paciente. A avaliação pré-operatória de pacientes cirúrgicos é documentada no prontuário antes da cirurgia. Uma avaliação pré-sedação é executada para avaliar o risco e a adequação da sedação para o procedimento do paciente.

Os profissionais podem identificar necessidades para a realização de exames específicos para populações específicas de pacientes.

Pacientes com necessidades de atendimento em carater de emergência, urgentes ou imediatas têm prioridade para avaliação e tratamento, e são identificados por um processo de triagem baseado em evidências. No HAOC, os profissionais são treinados para determinar quais pacientes precisam de cuidados imediatos e qual é a sua prioridade. Podemos citar como exemplo a implantação do Sistema de Classificação de Risco Manchester (Anexos 4.4 e 4.5).

Esta classificação de risco consiste, de modo geral, num método para diagnóstico, numa exclusão diagnóstica ou numa prioridade clínica[8]. A partir do momento que o paciente é classificado, exige-se um tempo máximo de resposta da equipe assistencial.

A instituição audita mensalmente esse processo de classificação, pois é essencial para o futuro de qualquer metodologia padronizada, demonstrar a sua possibilidade de replicação entre profissionais e entre os diversos serviços de emergências, além de fornecer dados que subsidiem melhorias no processo de atendimento.

O QUE COMPÕE A AVALIAÇÃO E INVESTIGAÇÃO

A avaliação inicial de cada paciente no HAOC inclui análise de fatores físicos, psicológicos, sociais e econômicos, incluindo exame físico e histórico de saúde.

O HAOC entende que a avaliação inicial do paciente internado ou em atendimento ambulatorial é essencial para identificar suas necessidades e iniciar o processo de cuidado. A avaliação inicial fornece informações para:

1. Compreender os cuidados que o paciente necessita;
2. Selecionar o melhor ambiente de cuidado para o paciente;
3. Definir diagnóstico inicial;
4. Compreender a resposta do paciente a qualquer cuidado prévio.

Também é importante a coleta de informações sociais, na qual se enfatizam os contextos social, cultural, familiar e econômico de um paciente, já que estes são fatores importantes que podem influenciar sua resposta à doença e ao tratamento. Muitos profissionais qualificados diferentes podem ser envolvidos na avaliação de um paciente. Os fatores mais importantes são que as avaliações estejam completas e disponíveis para quem cuida do paciente.

As necessidades do paciente são identificadas a partir das avaliações iniciais, que são concluídas e documentadas no prontuário do paciente nas primeiras 24 horas após a internação.

Após a avaliação inicial, os profissionais podem detectar, por meio de critérios de triagem, necessidades do paciente que requeiram uma avaliação adicional ou mais detalhada do seu estado nutricional ou funcional, bem como de outras necessidades especiais. Esses pacientes são então encaminhados para uma avaliação e tratamento adicionais quando necessário.

GRUPOS ESPECIAIS

Implementamos um processo de avaliação inicial e contínuo, bem como reavaliação e intervenção a pacientes internados e pacientes externos identificados como sujeitos a risco de quedas, com base em critérios preestabelecidos e documentados.

O processo de avaliação da dor é fundamental para o HAOC. Quando há relato de presença de dor durante a avaliação, esta é investigada de forma abrangente. Essa avaliação mede a intensidade e a qualidade da dor: característica, frequência, local e duração. Informações adicionais incluem histórico da dor, o que faz a dor melhorar ou piorar, etc. Essa avaliação é registrada de um modo que facilite a reavaliação regular e o acompanhamento de acordo com critérios estabelecidos no protocolo institucional.

O HAOC tem processos para identificar os grupos e populações de pacientes especiais e modifica o processo de avaliação para atender suas necessidades especiais, tais como: gestantes, idosos frágeis, pacientes em fase final de vida, vítimas de abuso ou negligência, portadores de doenças infecciosas, entre outros.

Os pacientes em fase final de vida e seus familiares são avaliados e reavaliados, de acordo com suas necessidades identificadas. Essas avaliações orientam os cuidados e os serviços prestados, e são documentadas no prontuário do paciente.

RELAÇÃO ENTRE AVALIAÇÃO, INVESTIGAÇÃO E PLANEJAMENTO DE ALTA

Durante a avaliação e logo após a internação, há um processo para identificar os pacientes com prioridades para o planejamento de alta, sendo essencial levar em consideração a idade, mobilidade, necessidade de cuidados continuados, adequações a necessidades de vida diária, entre outros. O HAOC se preocupa com as condições dos pacientes após sua alta hospitalar, e os processos de avaliação e de planejamento para alta é iniciado o mais precocemente possível. Em alguns casos, a necessidade do planejamento de alta já é identificada na própria avaliação inicial.

Os pacientes são reavaliados durante todo o processo de cuidados em intervalos baseados em suas necessidades individuais, ou quando houver uma mudança significativa na sua condição ou no plano de cuidados. Os profissionais são qualificados para conduzir as avaliações e reavaliações, pois são processos essenciais que exigem formação, treinamento, conhecimento e habilidades especiais, sendo os mesmos capacitados para isso periodicamente.

Os dados e informações da avaliação do paciente são analisados e integrados, e os responsáveis pelos cuidados do paciente participam do processo. As necessidades do paciente são priorizadas com base nos resultados da avaliação, e decisões sobre o cuidado são tomadas. Metas assistenciais são estabelecidas, e serão descritas na próxima fase do modelo, a de planejamento.

REFERÊNCIAS BIBLIOGRÁFICAS

1. Vassoler CA, Sarmento GJV. Avaliação Fisioterapêutica em UTI. In: Sarmento GJV. Fisioterapia respiratória no paciente crítico. 2ª edição. São Paulo: Manole; 2007.
2. Barros, ALBLB [et al.] Processo de enfermagem: guia para a prática, Conselho Regional de Enfermagem de São Paulo, São Paulo: COREN-SP, 2015.
3. Cunha SMB, Barros ALBL. Análise da implementação da Sistematização da Assistência de Enfermagem, segundo o Modelo Conceitual de Horta. Rev Bras Enferm 2005; 58(5): 568-72.
4. Santos N, Veiga P, Andrade R. Importância da anamnese e do exame físico para o cuidado do enfermeiro. Rev. Bras. Enferm. vol. 64, no. 2 Brasília Mar./Apr. 2011.
5. Padrões de Acreditação da *Joint Commission International* para Hospitais. Oakbrook Terrace: Joint Commission Resources; 2014.
6. Corbella O. Em busca de arquitetura sustentável para os trópicos – conforto ambiental. Rio de Janeiro: Revan, 2003.
7. Pimenta CAM [et al.]. Guia para Construção de Protocolos Assistenciais de Enfermagem; COREN-SP-São Paulo: COREN-SP, 2015.
8. Sistema Manchester de Classificação de Risco: Classificação de risco na Urgência e Emergência, Tradução do livro Emergency Triage/ Manchester Triagem Group; editado por Kevin Mackway-Jones, Janet Marsden, Jill Windle, 2ª edição. Editora: Grupo Brasileiro de Classificação de Risco.

Anexo 4.1 – Modelo de avaliação da fisioterapia.
Fonte: Arquivo do HAOC.

Anexo 4.2 – Modelo de registro do acompanhamento farmacêutico.
Fonte: Arquivo do HAOC.

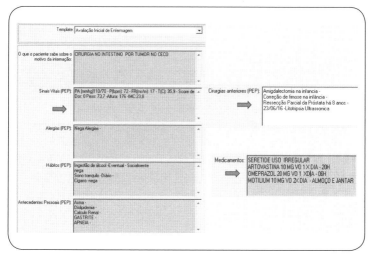

Anexo 4.3 – Modelo de avaliação inicial de enfermagem.
Fonte: Arquivo do HAOC.

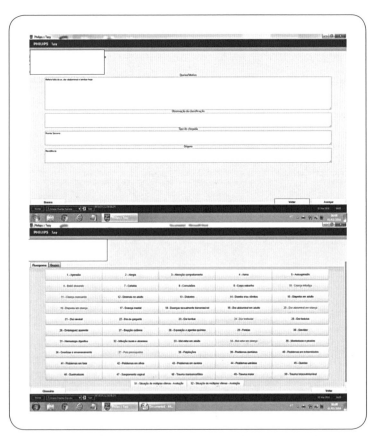

Anexo 4.4 – Modelo de triagem do pronto-atendimento – *Manchester*.
Fonte: Arquivo do HAOC.

Anexo 4.5 – Modelo de triagem do pronto-atendimento – *Manchester*.
Fonte: Arquivo do HAOC.

Planejamento

Fabiana Cristina Mari Mancusi, Fernanda Torquato
Salles Bucione, Juliana Santos Amaral da Rocha

◼ DEFINIÇÃO

Planejamento é um processo contínuo e dinâmico que determina antecipadamente as atividades que devem ser desempenhadas de maneira coordenada, integrada e que possibilita nortear as tomadas de decisões[1]. Através do Planejamento é possível construir um referencial futuro, deliberando sobre objetivos para buscar alcançar da melhor forma os melhores resultados[2].

É um processo colaborativo e utiliza os dados da avaliação inicial e de reavaliações periódicas realizadas por médicos, enfermeiros, fisioterapeutas, nutricionistas e outros profissionais de saúde para identificar e priorizar os tratamentos, procedimentos e cuidados que atendam às necessidades do paciente. O plano de cuidados é elaborado em até 24 horas após a internação, devendo ser atualizado, conforme apropriado, para refletir a evolução da condução do paciente.

Entendendo o Planejamento como algo dinâmico, um processo cíclico que garante continuidade, há constante realimentação de situações, propostas, resultado e soluções permitindo a interatividade e a multiprofissionalidade em um processo contínuo de tomada de decisão.

No HAOC, o Planejamento da assistência é considerado uma importante ferramenta que permite determinar antecipadamente, atividades que devem ser realizadas em busca de objetivos e metas que se pretende alcançar mediante as necessidades identificadas na avaliação. Busca-se o envolvimento do paciente e família nesse processo, que é contínuo e sistematizado, visando sempre o futuro de forma interativa, sendo reavaliado e recebendo intervenções conforme a avaliação da equipe multiprofissional.

Um dos principais objetivos da equipe assistencial é atender com excelência as necessidades dos pacientes por meio de um efetivo Planejamento do cuidado, que é diariamente elaborado por uma equipe de planejamento multiprofissional composta por profissionais capacitados que atuam em diversas áreas assistenciais e administrativas.

A equipe assistencial, ao planejar a assistência, garante responsabilidade junto ao cliente, uma vez que o Planejamento direciona para o diagnóstico adequado de suas necessidades, garante a prescrição adequada dos cuidados, orienta a supervisão do desempenho do pessoal, a avaliação dos resultados e da qualidade da assistência norteando as ações.

PROTOCOLOS ASSISTENCIAIS NA FASE DE PLANEJAMENTO

É essencial que a assistência oferecida ao paciente seja baseada em evidências e nas melhores práticas disponibilizadas no mercado nacional e internacional. Busca-se, por meio de protocolos assistenciais gerenciados, garantir que as melhores práticas médicas sejam realizadas, além disso, indicadores revisados periodicamente têm por objetivo estimular e alcançar melhoria contínua dos processos, realizando um Planejamento adequado, focado na qualidade e segurança do cuidado.

Como exemplo de um Protocolo Clínico Gerenciado no HAOC, citamos o Time de Resposta Rápida. Instituído desde 2014, já realizou mais de 2.611 atendimentos a pacientes internados, se antecipando a intercorrências que possam colocar a vida do paciente em risco, através de uma análise criteriosa de sinais e sintomas que indiquem agravos clínicos.

Outro protocolo relevante na instituição é o protocolo de Dor Torácica que é utilizado como uma ferramenta importante para diagnóstico. A variedade e possível gravidade das condições clínicas que se manifestam com dor torácica fazem com que seja primordial um diagnóstico rápido e preciso das suas causas. No Pronto-atendimento, esse protocolo é iniciado a partir da triagem realizada pela enfermeira. Nesse primeiro contato com o paciente são avaliados sinais, sintomas e fatores de risco, classificando-o conforme a criticidade de atendimento, para isso utiliza-se a metodologia de Manchester. Caso o paciente seja elegível e enquadre-se no protocolo o enfermeiro triador realiza o eletrocardiograma e aciona a equipe de cardiologia de plantão. Esse paciente é avaliado pelo médico cardiologista e tem seu atendimento priorizado. Entende-se que em situações de urgência e emergência a utilização de protocolos assistenciais melhora o desfecho clínico deste paciente.

Assim, acredita-se que através do Planejamento bem estruturado é possível transformar uma determinada realidade, impactando na qualidade da assistência entregue aos nossos pacientes. Além disso, quando o Planejamento é iniciado desde a fase pré-admissão e se estende até o período pós-alta, permite que uma reabilitação efetiva seja alcançada.

Valorizando a importância da investigação de informações de saúde do paciente desde a fase da pré-internação, o HAOC realiza como exemplo de boa prática a entrevista com os pacientes que são submetidos a tratamento de iodoterapia devido diagnóstico recente de câncer de tireoide.

Dados do INCA (Intituto Nacional de Câncer) demonstram que os números de casos de câncer estão aumentando cada vez mais no Brasil e isto se deve ao perfil demográfico do país que tem sofrido mudanças nos últimos anos devido ao processo de urbanização populacional, da industrialização e dos avanços da ciência e da tecnologia associado aos novos estilos de vida e exposição a fatores de risco do mundo contemporâneo. Estima-se que em 2030, a carga global será de 21,4 milhões de casos novos de câncer e 13,2 milhões de mortes por câncer, em consequência de diversos fatores como o crescimento e envelhecimento da população[3].

Dentre os diversos tipos de câncer, o de tireoide apresenta taxas de incidência que demonstram um padrão de crescimento lento, porém contínuo (cerca de 1% ao ano) durante as últimas décadas[11]. Diante deste cenário, o HAOC oferece uma unidade especializada com equipe capacitada e treinada, dentre eles, enfermeiros que realizam contato telefônico com o paciente, previamente à internação, visando orientar o paciente e família sobre as rotinas institucionais que envolvem o tratamento do câncer de tireoide e, esclarecendo dúvidas que eventualmente possam apresentar.

■ PLANEJAMENTO NO TRANSPLANTE DE MEDULA ÓSSEA

Outro exemplo que descreve a importância do Planejamento na área assistencial, é na unidade de Transplante de Medula Óssea (TMO), modalidade terapêutica utilizada no tratamento de inúmeras doenças hematológicas que podem ser benignas ou malignas; hereditárias ou adquiridas e que se apresentam como situações que requerem uma equipe multiprofissional integrada e especializada para garantirmos qualidade e segurança no atendimento.

Para planejarmos o cuidado aos pacientes que serão submetidos ao TMO, realizamos consulta antes do início do tratamento, aplicando um instrumento para discussão de toda a proposta terapêutica, como: tipo de transplante, tipo de condicionamento, tipo de cateter recomendado e doenças preexistentes. Nesse momento cria-se vínculo com o paciente e família, o que permite esclarecer dúvidas e explicarmos todas as fases do transplante. Essa prática tem por objetivo promover uma maior adesão aos cuidados necessários. A partir dessas informações podemos realizar o Planejamento de todas as ações para o tratamento, desde a internação até a alta hospitalar, estendendo ao período pós-alta.

É importante destacar a participação de outros setores no Planejamento do TMO, como por exemplo: o setor de Hemoterapia que é responsável pelo monitoramento da mobilização das células hematopoéticas, coleta e infusão das células e suporte hemoterápico, o Laboratório que apoia na coleta de exames laboratoriais, culturas e sorologias que são importantes em todo processo do TMO, o setor de Farmácia que verifica desde as drogas quimioterápicas, antibióticos, antifúngicos até os imunossupressores. Enfim, todos esses setores, atuando de maneira integrada permitem que o tratamento ocorra de maneira segura e com qualidade.

■ PLANEJAMENTO DE ALTA

Após a internação, alguns pacientes requerem preparação e considerações especiais no processo de alta, necessitando, nesse caso, de Planejamento de alta específico. Assim, alguns critérios são estabelecidos e identificados desde o início da internação e tem por objetivo desencadear diversos processos educativos pela equipe multiprofissional com foco no desenvolvimento e capacitação do paciente e família para o autocuidado.

No prontuário eletrônico é disponibilizado de forma sistematizada a Avaliação Inicial com os critérios para planejamento da alta, conforme demonstrado no Anexo 5.1.

A reabilitação é um processo dinâmico, contínuo, progressivo e educativo de ajudar um indivíduo a alcançar o nível mais alto de função, independência e qualidade de vida quando não é possível reverter o dano causado por doença ou trauma, tendo como objetivos a restauração funcional do indivíduo, sua reintegração à família, a comunidade e a sociedade[4]. Assim, o HAOC valoriza essa etapa como uma importante fase do Planejamento.

Após a alta hospitalar contatamos de forma multiprofissional todos os pacientes que se inserem nos critérios estabelecidos pela instituição para contato pós-alta, e oferecemos apoio e orientações necessárias que possibilitam a realização do autocuidado com segurança (Anexo 5.2).

Uma importante ferramenta que auxilia na elaboração de um Planejamento eficiente e eficaz utilizada pelos profissionais no dia a dia do cuidado, é o prontuário eletrônico do paciente, pois permite o compartilhamento instantâneo de informações, garantindo o sigilo das mesmas, por meio de protocolos nacionais e internacionais que buscam garantir a segurança da informação.

Assim, acreditamos que o HAOC possui uma moderna área física, recursos humanos capacitados e recursos tecnológicos de ponta que visam facilitar o Planejamento da assistência pelos profissionais e o alcance de metas estabelecidas com diferente abordagem terapêutica.

■ METAS ASSISTENCIAIS

O estabelecimento de metas para o plano de cuidados dos pacientes facilita a reavaliação e revisão do plano, ao incluírem o objetivo gerencial, o valor a ser atingido e o prazo para realização[5].

A meta geral do plano de cuidados é alcançar resultados clínicos ideais. As metas mensuráveis podem ser selecionadas pelo médico responsável em colaboração com o enfermeiro e outros profissionais de saúde.

As metas mensuráveis são objetivos observáveis e alcançáveis relacionados aos cuidados e resultados clínicos esperados do paciente. Devem ser realistas, específicas para o paciente e com prazos para proporcionar um meio de mensurar o progresso e os resultados relativos ao plano de cuidados[6].

Seguem alguns exemplos de metas assistenciais no Anexo 5.3.

Entende-se que todo paciente, independente do nível de assistência que lhe é exigido, possui um plano de cuidados individualizados e que contenha claramente uma meta a ser alcançada. É procurando atingir essa meta, que os diversos profissionais que compõem a equipe assistencial traçam as ações de cuidado a serem implementadas[5].

■ IMPORTÂNCIA DA INTERDISCIPLINARIDADE NO PLANEJAMENTO

Uma vez que toda a equipe conhece o resultado que se pretende alcançar, é possível seguir com um Planejamento de cuidados coordenado e alinhado entre os diversos profissionais. O Planejamento coordenado é um grande desafio de atuação transdisciplinar, sendo de extrema importância a existência de sistemas sólidos de comunicação. As ações implantadas e seus resultados devem estar evidenciados e registrados no prontuário do paciente, de forma clara, consistente e precisa[5].

Portanto, ter uma única meta para o plano de cuidado do paciente é a situação ideal no que se refere ao conceito de transdisciplinaridade e à coordenação do cuidado do paciente; porém a construção e o alinhamento desta prática no cenário hospitalar são ainda muito desafiadores.

Observa-se que quando não há a interação e comunicação entre os diversos profissionais da equipe assistencial, o cuidado é realizado de maneira fragmentada e sem coordenação. Portanto, é essencial que haja uma efetiva coordenação do atendimento realizado ao paciente, objetivando promover o uso ideal de recursos e evitar a duplicação de cuidados[7].

Elaborar um plano de cuidado multiprofissional é um grande desafio nos serviços de saúde, diante disto algumas estratégias podem ser utilizadas, buscando promover o Planejamento multiprofissional coordenado, como: a condução de reuniões regulares de Planejamento multiprofissional, a criação de listas de problemas multiprofissionais e a criação de planos de cuidado multiprofissional[7].

■ PLANO DE CUIDADOS

O plano de cuidados descreve os cuidados e o tratamento a serem prestados ao paciente, identificando um conjunto de ações que devem ser implementadas pela equipe assistencial e que permite resolver ou apoiar o diagnóstico que deve estar relacionado às necessidades identificadas na avaliação inicial[6].

O plano de cuidados é um modo de avaliar a assistência realizada ao paciente e necessita ser atualizado periodicamente, atendendo as mudanças em relação à evolução do quadro clínico e das necessidades do indivíduo. As necessidades do paciente podem mudar em virtude da melhora clínica ou de novas informações de uma reavaliação de rotina, ou podem ficar evidentes devido a uma mudança repentina na condição do paciente, podendo ser adicionadas ao plano inicial ou resultar em um novo plano de cuidados[6]. Para isso, é necessário o olhar criterioso do profissional da equipe assistencial. No Anexo 5.4, é possível verificar alguns exemplos do plano de cuidados elaborado pelo enfermeiro.

Este plano deve nortear uma assistência segura e de qualidade, facilitando a prestação do cuidado e preconizando sua execução e otimização de recursos. Sua elaboração necessita considerar a individualidade do paciente, compreendendo-o como um ser humano com necessidades biológicas, psicológicas, social e espiritual[8].

Destaca-se que a equipe multiprofissional deve discutir as necessidades do paciente e juntos definirem um plano de cuidados, sendo que posteriormente deve-se discutir esse plano com o paciente e família, visando modificá-lo ainda mais para estar de acordo com as suas preferências e melhorar os resultados[1].

■ PLANEJAMENTO NA SAÚDE

O Planejamento do Cuidado compõe-se como uma importante etapa estratégica nos serviços de saúde, e diante do aumento na expectativa de vida da população mundial e de acordo com dados do IBGE, que preveem que em 2020 o total de pessoas com idade superior a 60 anos será de 28.547,453, e, em 2010, era de 19.601,854[10], a Agência Nacional de Saúde Suplementar (ANS) publicou, em 2012, a sua Agenda Regulatória, reconhecendo a importância desse contingente populacional para a saúde pública[10].

Desenvolveu-se, portanto, o plano de cuidados para saúde dos idosos, acreditando que é preciso estar preparado para atender este crescente número de idosos no Brasil, que possuem um perfil de morbimortalidade com maior prevalência das doenças crônicas[10].

Segundo a ANS, é importante responder às seguintes perguntas, para definir um plano de cuidados:
- Quais os problemas de saúde do paciente – O quê?
- Quais as intervenções mais apropriadas – Como?
- Quais as justificativas para mudança – Por quê?
- Quais profissionais precisam fazer parte desse cuidado – Por quem?
- Em quais serviços de saúde – Onde?
- Com que ordem de organização?

Assim, estabeleceu-se que é preciso seguir um Planejamento adequado, visando à elaboração de um plano de cuidados que atenda às necessidades do indivíduo e sua família, padronizando as seguintes etapas:
- Avaliação funcional com foco na promoção e prevenção, buscando precisar um diagnóstico, um prognóstico e um julgamento clínico adequado para um planejamento assistencial efetivo;
- Definem-se linhas de cuidado a partir da avaliação funcional, classificando o indivíduo como idoso independente (sem patologias, com patologias controladas ou com déficit cognitivo), idoso dependente ou idoso com idade acima de 80 anos;
- Estabelecem-se linhas de cuidado de acordo com a classificação da avaliação funcional: avaliação nutricional, alimentação saudável, prevenção de quedas, avaliação da mobilidade, estímulo à atividade física, avaliação odontológica e monitoramento do uso de medicação[11].

▬ PLANEJAMENTO NA ATENÇÃO AO IDOSO

São considerados idosos, pessoas com idade igual ou superior a 60 anos[4], porém de acordo com dados da literatura, 10% a 25% dos idosos são portadores de algumas condições clínicas que podem caracterizá-los como frágeis, experimentando algum tipo de dificuldade para realizar as atividades de vida diária, o que representa uma perda de autonomia e a necessidade de um cuidador integral[12].

No HAOC, identificamos o idoso frágil como o paciente com idade igual ou superior a 60 anos e com declínio funcional estabelecido, ou seja, com a presença de incapacidades única ou múltiplas, tais como:

- Incapacidade cognitiva: demência, depressão e "doença mental";
- Instabilidade postural: história de duas ou mais quedas nos últimos seis meses e/ou dificuldades de marcha caracterizada por desequilíbrio, capazes de restringir a participação social do indivíduo;
- Imobilidade parcial ou completa;
- Incontinência esfincteriana;
- Incapacidade comunicativa: distúrbios de fala, visão ou audição.

A partir da caracterização do idoso, são identificados seus principais riscos, como os que seguem:

- Queda;
- Imobilidade;
- Úlcera por pressão;
- Incapacidade cognitiva;
- Incontinência urinária e fecal;
- Polifarmácia e interação medicamentosa;
- Risco de alteração do estado nutricional.

Identificados os fatores de risco, metas assistenciais são estabelecidas e elabora-se um plano de cuidados que atenda às necessidades do idoso, buscando atingir as metas estabelecidas anteriormente e capacitá-lo para desempenhar seu autocuidado.

Além disso, um dos grandes focos do plano de cuidado é a reabilitação, pois pode trazer o idoso de volta a um grau menor de dependência para a realização das atividades básicas da vida diária, e esse é um dos grandes objetivos para o idoso com algum grau de limitação. O plano de cuidados é, portanto, uma importante etapa que necessita de uma efetiva comunicação entre a equipe multiprofissional e precede da etapa de Implementação, onde todo o Planejamento realizado será executado.

REFERÊNCIAS BIBLIOGRÁFICAS

1. Boult C, Karm L, Groves C. Improving Chronic Care: The "Guided Care" Model. The Permanente Journal. 2008;12(1):50-54.
2. Chiavenato I. Gestão de pessoas. Rio de Janeiro: Elsevier, 2004.
3. Instituto Nacional Contra o Câncer (INCA). Estimativa 2014 - Incidência de Câncer no Brasil. Ministério da Saúde. Rio de Janeiro. 2014.
4. Diogo M.J.D.E. O papel da enfermeira na reabilitação do idoso. Rev. latino-am. enfermagem, Ribeirão Preto. 2000; 8 (1): 75-81.
5. Berlofi LM, Bianchini SM. Metas do plano de cuidado: Estratégia para a gestão do Cuidado. Revista Acreditação. 2014; 3 (6): 23-26.
6. Padrões de Acreditação Internacional da Joint Commission International para Hospitais, 5ª edição. Consórcio Brasileiro de Acreditação de Sistemas e Serviços de Saúde – Rio de Janeiro: CBA: 2014.
7. Carpenito-Moyet LJ. Diagnósticos de enfermagem: aplicação à prática clínica. 10 ed. Porto Alegre: Artmed, 2005.
8. Guimaraes EMP, Spagnol CA, Ferreira E, Salviano ME. Utilização do plano de cuidados como estratégia de Sistematização da Assistência de Enfermagem. Ciencia y enfermería. 2002; 8 (2).
9. Instituto Brasileiro de Geografia e Estatística (IBGE). Projeção da População por sexo e idades. Disponível em: http://www.ibge.gov.br/home/estatistica/populacao/projecao_da_populacao/2013/default_tab.shtm. Acessado em 10/02/2015.
10. Agência Nacional de Saúde Suplementar (ANSS). Plano de Cuidado Para Idosos na Saúde Suplementar. Disponível em: http://bvsms.saude.gov.br/bvs/publicacoes/plano_cuidado_idosos.pdf. Acessado em 10/02/2015.
11. Brasil. Lei Nº 10.741, DE 1º de outubro de 2003. Dispõe sobre o Estatuto do Idoso e dá outras providências.
12. Camarano AA. As instituições de longa permanência para idosos no Brasil, Ver. Bras. Estud. Popul. 2010; 27 (1).

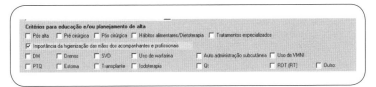

Anexo 5.1 – Tela do *template* da avaliação inicial de enfermagem, contendo os critérios para planejamento de alta.
Fonte: Arquivo do HAOC.

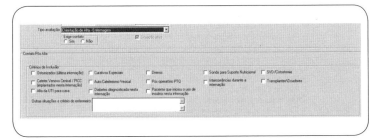

Anexo 5.2 – Tela do *template* da orientação de alta da enfermagem, contendo os critérios para contato pós-alta.
Fonte: Arquivo do HAOC.

- ⊞ Ação Farmacológica
- ⊞ Locomoção e Mobilidade
- ⊞ Acesso Vasculares/Drenos
- — Infeccioso
- ⊞ Riscos
- ⊞ Necessidade de medidas de proteção
- ⊟ Meta - Cirurgia Bariátrica
  - ⊞ Deambular 9 Vezes/Dia no Corredor no 1º Pós Operatório até a Alta Hospitalar
  - ⊞ Desmamar do Oxigênio no POI
  - ⊞ Ingerir no mínimo 1.500ml de Líquidos nas 24h
  - ⊞ Sentar em Poltrona e Deambular em 8 Horas no POI
- ⊟ Meta - Iodoterapia
  - ⊞ Valor menor ou igual a 18 µSv/h para alta radiológica
- ⊟ Meta - Ortopedia (PTQ)
  - ⊞ Deambulação (PTQ)
  - ⊞ Eliminação intestinal (PTQ)
- ⊟ Meta - Prostatectomia Robótica
  - ⊞ Eliminação intestinal esperada até a alta
  - ⊞ Manter volume urinário maior ou igual a 2.500ml nas 24h
  - ⊞ Orientação quanto à SVD e "leg bag"
- ⊟ Meta do Plano de Cuidado
  - ⊞ Ambiente e atividades que proporcionem repouso satisfatório nas próximas 24h
  - ⊞ Dor na escala verbal númerica de 1 a 3 nas próximas 24h
  - ⊞ Eliminação intestinal adequada - fezes pastosas/semi-pastosas nas próximas 24h
  - ⊞ Glicemia capilar entre 120 e 180 mg/dL nas próximas 24h
  - ⊞ Integridade da pele nas próximas 24h
  - ⊞ Integridade física quando em risco de queda
  - ⊞ PAM entre 60 e 100 mmHg nas próximas 24h
  - ⊞ Receber no mínimo 85% do volume de dieta enteral diária prescrita
  - ⊞ Receber no mínimo 85% do volume de nutrição parenteral prescrito
  - ⊞ Saturação acima de 92% nas próximas 24h
  - ⊞ Volemia que proporcione estabilidade hemodinâmica nas próximas 24h.
- ⊟ Meta do plano de Cuidado Oncologia
  - ⊞ Aceitação alimentar pós quimioterapia
  - ⊞ Integridade da região perianal nas próximas 24h.
  - ⊞ Não apresentar temperatura axilar superior a 37,5°C (exclusivo para oncologia)

Anexo 5.3 – Exemplos de metas assistenciais da enfermagem no prontuário eletrônico do paciente.
Fonte: Arquivo do HAOC.

Anexo 5.4 – Exemplo de planos de cuidados elaborado pelo enfermeiro.
Fonte: Arquivo do HAOC.

Implementação

Michele Bezerra, Ellen Maria Hagopian, Edna Kinue Nishimura Onoe, Ana Maria Teixeira Pires

A fase da implementação da assistência é definida através da determinação global do cuidado que o ser humano deve receber diante do diagnóstico estabelecido e é resultante da análise do diagnóstico, examinando-se os problemas, as necessidades humanas básicas afetadas e o grau de dependência do indivíduo e da família[1].

O processo de cuidar é um momento de interação e crescimento entre quem cuida e quem é cuidado, de forma sistemática e dinâmica para promover o cuidado humanizado, dirigido e orientado a resultados, acrescentando ainda seu baixo custo. Assim sendo, deve ser caracterizado como uma metodologia científica, holística, individualizada, planejada e humanizada; abarcando os interesses, necessidades do paciente e família superando o modelo tecnicista, indo além da restauração orgânica[2,3].

Essa etapa visa colocar o plano em ação em prática, permitindo emitir e receber informações, estabelecer as prioridades diárias, investigar, executar as ações multiprofissionais, e alterar as ações/cuidados em consonância com o processo saúde-doença do sujeito[1].

Assistir a pessoa de forma individual ou coletivamente, respeitando sua cultura e possibilitando a inclusão de seus familiares como participantes de seu cuidado significa proporcionar um estado de segurança ao paciente na perspectiva da enfermagem e pensando na assistência direta, ou seja, na Implementação do cuidado que nada mais é do que a execução da ação de cuidar. Assim, as necessidades básicas do paciente serão atingidas proporcionando promoção de sua saúde e readaptação a nova realidade pós-processo de hospitalização[4].

■ IMPLEMENTAÇÃO DO CUIDADO

A equipe assistencial ao executar uma ação de cuidado previamente planejada precisa trazer verdadeiramente à prática aquilo que é o cerne de sua ciência e de sua arte e não simplesmente "cumprir tarefas" sem questionamentos, ou seja, ao implementar uma ação que foi planejada o profissional necessita além do conhecimento técnico-científico, ser sensível para perceber se as ações realizadas foram efetivas para, se necessário, alterar o planejamento.

A etapa de Implementação dá continuidade ao cuidado, buscando descrever qual cuidado o paciente deverá receber e como poderá ser melhor executado[4], sendo assim, no HAOC a execução do mesmo ocorre de forma individualizada, integral, humanizada, baseada em evidência e centrada no paciente e família, sendo ele internado ou ambulatorial, sempre respeitando suas necessidades, utilizando os recursos disponíveis e reavaliando os resultados de acordo com a resposta do paciente ao tratamento.

Conforme estabelecido no Manual da Joint Commission International[5], prezamos, por atender o paciente e sua família de uma forma uniforme, assegurando que o mesmo nível de cuidados esteja disponível em todos os dias da semana e turnos de trabalho.

Para realizar a Implementação, é necessário levar em consideração:
- Identificar os problemas do paciente;
- Promover o bem-estar;
- Atender aos problemas de saúde e às necessidades do paciente e familiar;
- Proporcionar cuidados de qualidade, centralizados no paciente;
- Estabelecer prioridades;
- Estabelecer metas e comunicar resultados;
- Prestar um cuidado seguro e eficaz[6].

Para que o cuidado seja implementado da melhor maneira possível é necessário que além de colaboração entre a equipe haja a priorização de necessidades, transparência no que será realizado para com o paciente e família assegurando que as decisões foram baseadas na melhor prática, baseada em evidências e direcionado às necessidades individuais considerando os valores do paciente/família.

No HAOC, a etapa de Implementação garante que o planejamento realizado ao paciente seja executado dentro de uma sequência que permite a eficácia no atendimento, garantindo a continuidade no processo do cuidado.

Como referência para o planejamento e Implementação do cuidado ao paciente, utiliza-se por base a avaliação das necessidades humanas básicas segundo Wanda Horta, a qual pressupõe que existem necessidades psicobiológicas e as psicossociais, dentre as quais podemos destacar a necessidade do paciente quanto à oxigenação, nutrição, eliminação, cuidado corporal, segurança e comunicação[7]. Isso possibilita uma interação com cada profissional, considerando o paciente como um todo.

ROTINAS E PROTOCOLOS ASSISTENCIAIS

Cada procedimento realizado está descrito em rotinas e/ou protocolos institucionais e devem ter a validação de outros setores envolvidos, como, por exemplo, o Serviço de Controle de Infecção Hospitalar.

As rotinas configuram-se como sendo descrições minuciosas da execução de enfermagem direta ou indiretamente, ou seja, da assistência direta onde os passos a serem executados são detalhados conforme a técnica a ser utilizada e os materiais inclusos no procedimento. A criação dessas rotinas deve ser conforme os princípios da prática baseada em evidências[8].

Conforme já descrito no Capítulo 4, o protocolo é a descrição de uma situação específica de assistência composto por detalhes da operação e especificando o que deve ser feito pelos responsáveis por cada ação segundo categoria e competência profissional. Os protocolos aprimoram a assistência favorecendo o uso de práticas embasadas cientificamente de modo a equalizar a atuação da equipe interdisciplinar no cuidado direto[8].

CUIDADO CENTRADO NO PACIENTE E FAMÍLIA

O Modelo Assistencial Hospital Alemão Oswaldo Cruz® pressupõe o cuidado centrado no paciente e família e cada profissional executa suas atividades conforme sua competência descrita para os diferentes cargos e devem seguir as legislações vigentes dos conselhos de cada profissional, que definem as áreas de atuação de cada categoria profissional conforme estabelece Manthey[9].

Com o cuidado centrado no paciente, um único profissional pode executar todos os cuidados necessários ao paciente. Essa independência do profissional ser o responsável pelos cuidados baseia-se na autonomia na tomada de decisão, que só é adquirida com um ganho de conhecimento conseguido desde a sua formação e, continuamente, na atualização permanente.

Quando um único profissional assume a responsabilidade do cuidado do paciente, mesmo quando não está presente, este delega para os demais (dos outros turnos) a continuidade da execução dos cuidados, através de suas instruções. Os critérios mais importantes para decidir quem deve prestar cuidados diários são as necessidades específicas de cada paciente, baseado no levantamento de dados e planejamento do cuidado, e as habilidades e pontos fortes específicos dos membros da equipe disponíveis, seguindo legislação vigente. O profissional coordenador das atividades deve considerar esses conhecimentos e habilidades para planejar os executores dos cuidados ao paciente[9].

■ REFERÊNCIA DO CUIDADO

No HAOC, prezamos por ter na equipe assistencial a referência do cuidado por categoria profissional, ou seja, enfermeiro, técnico de enfermagem, nutricionista, farmacêutico, fisioterapeuta de referência, estabelecendo vínculo entre pacientes e familiares e entre os demais profissionais da área da saúde, equipe multiprofissional.

Com o passar dos dias, o relacionamento do profissional com o paciente se fortalece e cada vez que se encontrarem novamente avaliarão em conjunto os resultados obtidos e o planejamento proposto lembrando que esse planejamento pode conter itens discutidos em conjunto com o próprio paciente e até com familiares. Essa troca de informações pode ser desde orientações simples até processos educativos mais elaborados e essa proximidade propicia menos falhas de entendimento e, caso o profissional perceba necessidade de alterar o plano de cuidado, imediatamente já inicia sua execução. Essa comunicação entre os profissionais e destes com o e pacientes deve ser registrada em impressos ou descrita de forma eletrônica, a qual deve ocorrer de uma forma rápida, legível, objetiva, quer seja em prontuário ou relatórios de atividades realizadas, etc[9].

O desempenho do cuidado é o resultado de todo o raciocínio clínico do profissional responsável pelo paciente e sua habilidade na condução dos cuidados ao paciente, quer seja individualmente ou apoiado por outros profissionais, mas de uma forma individualizada e ao mesmo tempo, abrangente e contínua[9].

Vale ressaltar que o paciente pode consentir ou recusar as intervenções a serem nele realizadas, desde que tenha recebido orientações claras e concisas e as compreendeu, esclarecido dúvidas e ter autonomia de escolher o que vai ser feito sobre si.

PLANO DE CUIDADO

O prontuário do paciente possibilita a execução do planejamento da assistência, pois contém a Avaliação Inicial, a qual busca parâmetros essenciais para planejar e executar o cuidado de forma individualizada. A identificação de diagnósticos permite mapear os problemas apresentados pelo paciente. A Prescrição contém ações que serão realizadas nos horários necessários ao diagnóstico apresentado anteriormente e a Evolução consta na evidência diária das condições apresentadas pelo paciente, possibilitando reaver ações e replanejar o cuidado.

O plano de cuidado multiprofissional busca alcançar as metas da equipe e vai ao encontro das necessidades do paciente, onde cada profissional busca a realização do cuidado com o trabalho em equipe, onde diferentes saberes, a abordagem das diferentes áreas, o reconhecimento do papel de cada profissional e as suas responsabilidades garantem que todas as dimensões do cuidado humano sejam atingidas[10].

Essas etapas são evidenciadas na atuação de cada profissional do HAOC, e para isto disponibiliza rotinas baseadas nas boas práticas e de fácil acesso e interpretação.

Cada profissional da equipe multiprofissional procura preservar, respeitar e reconhecer a particularidade, a individualidade e a variabilidade das situações e necessidades dos clientes, estando de acordo com regras, regulamentações e valores gerais[11].

No HAOC, cada cuidado a ser prestado ao paciente é registrado no prontuário eletrônico, assim a equipe consegue de forma compartilhada agir para melhora do estado de saúde do paciente, buscando um melhor caminho para que o paciente consiga restabelecer a sua saúde e manter condições para a manutenção da mesma, fora do ambiente hospitalar, com orientações e planos de educação que acontecem em todo o momento.

■ PARTICIPAÇÃO DO PACIENTE NO CUIDADO

No HAOC, durante toda a internação hospitalar ou atendimento ambulatorial, o paciente participa do processo de cuidado, onde o mesmo é estimulado a entender o que deve ser feito para melhorar e atender às suas necessidades, onde cada profissional da equipe interdisciplinar o ajudará dentro de seu campo de atuação, e as ações realizadas para atender as suas necessidades poderão ser modificadas, através de um plano de ação direcionado e efetivo.

Também há um processo sistemático que compõe todas as etapas da assistência em que o paciente é avaliado e acompanhado para que os profissionais reconheçam e implementem ações de acordo com o estado de saúde do mesmo, utilizando-se de protocolos institucionais.

O paciente que é avaliado com risco de queda recebe um planejamento de cuidados relacionados com esse risco. A Implementação ocorre por meio da execução das ações de prevenção:

1. Manter as grades elevadas do leito quando em repouso;
2. Deixar os pertences ao alcance do paciente;
3. Orientar solicitar a equipe de enfermagem sempre que necessário e como complemento das demais orientações que são fornecidas, o paciente e familiar recebem um folder de orientações para prevenção de queda.

Um paciente cuja avaliação mostra-se dor maior ou igual a quatro (de acordo com o protocolo da instituição) deve ter em seu planejamento de cuidado, ações relacionadas ao gerenciamento da dor, como:

1. Reavaliar em até 1 hora;
2. Administrar medicamentos analgésicos;

3. Aplicar medidas não farmacológicas, como bolsa de água morna, mudança de decúbito, diminuição da luz ambiente, etc.

O paciente com sonda nasoenteral (SNE) tem como ação da equipe multiprofissional:
1. Enfermeiro: cuidados com a sonda, desde a manipulação, fixação, administração da dieta e medicamentos via sonda,
2. Nutricionista: orientação do tipo de dieta mais adequada à necessidade do paciente, como paciente com diabetes ou que necessite de regularização intestinal, armazenamento da mesma, aporte calórico,
3. Farmacêutico: orientação com relação à compatibilidade dos medicamentos que podem ser administrado via sonda, pausa da dieta para medicamentos.
4. Fonoaudiólogo: restabelecimento das condições de deglutição se indicado
5. Psicólogo: apoio emocional para o paciente e familiar, etc.

● EXEMPLOS DE IMPLEMENTAÇÃO

No caso de paciente ser submetido à cirurgia de prótese total de quadril, o cuidado se inicia antes do procedimento cirúrgico, com adequação do ambiente conforme a necessidade do mesmo, como uma cama com trapézio e colchão adequado. O paciente é preparado com orientações fornecidas referentes à cirurgia e cuidados pós-operatório, onde é entregue o manual de orientação. A enfermagem realiza o controle da dor, cuidados com o curativo, avaliação da perfusão periférica do membro, através da visualização da pele após compressão digital e em conjunto com a fisioterapia, medidas para prevenção de TVP, como exercícios, uso de meias elásticas e outros dispositivos antitrombóticos, mobilidade do paciente no leito, e depois na deambulação. Considerando a mobilidade reduzida desse paciente nos primeiros dias, o funcionamento intestinal pode ficar prejudicado, onde a atuação do nutricionista auxilia na adequação da dieta. O acompanhamento desse paciente se dá mesmo após a alta hospitalar, com o contato pós-alta.

Para pacientes ambulatoriais, a avaliação clínica e orientação são direcionadas conforme sua necessidade durante o período de permanência no hospital, como é o caso do paciente submetido a exame de colonoscopia. Antes da realização do exame o paciente é orientado sobre o procedimento e a enfermagem faz acompanhamento do mesmo durante todo o exame. O paciente é monitorado na área de Recuperação Pós-Anestésica, até ser liberado pelo médico para alta. O mesmo recebe orientações de cuidados em casa, onde a nutricionista auxilia na orientação da dieta para os próximos dias, buscando apoiar o paciente para que o mesmo se sinta seguro na sua recuperação.

A Implementação do cuidado a pacientes submetidos à prostatectomia radical inicia-se anteriormente à cirurgia com orientações sobre o procedimento, internação e os cuidados que deverão ser seguidos no pós-alta. Portanto, o paciente tem a possibilidade de diminuir sua ansiedade com o "desconhecido" e sentir-se mais seguro durante sua internação.

Após a cirurgia o paciente permanecerá internado e fazendo uso de sonda vesical de demora. Nos primeiros dias, a enfermagem realizará os cuidados pertinentes a manipulação da sonda e cuidados para não ocorrer traumas perisonda. Em todos os momentos do cuidado, o paciente e família receberão orientações do cuidado com a sonda, pois o paciente irá de alta com a mesma. Ele receberá um manual de orientação sobre os cuidados com a sonda vesical e terá todo o período de internação para criar confiança para manipulação em casa.

Muitos pacientes têm seu cuidado finalizado no contato pós-alta, quando o profissional da equipe multiprofissional de referência, conforme preconizado no sistema *Primary Nursing*, entrará em contato com o paciente em casa para esclarecer dúvidas, averiguar quadro clínico e nível de conhecimento do paciente, com intuito de garantir o seguimento e a qualidade do cuidado no pós-alta.

ENTREGA DO CUIDADO

Conforme já citado em outros capítulos, com o objetivo de estabelecer uma construção multiprofissional, o HAOC tem o cuidado direto ao paciente realizado pelos diversos profissionais que atuam na sua área conforme a necessidade específica de cada paciente e família.

A nutricionista atua coletando informações sobre os hábitos alimentares do paciente baseados na sua cultura e interliga essas informações com as restrições e necessidades do mesmo. O paciente e familiar podem contatar a nutricionista referência do seu cuidado em qualquer momento do seu atendimento para esclarecimentos de dúvidas.

A farmacêutica clínica atua diretamente fazendo avaliação periódica dos medicamentos que o paciente está em uso no hospital, avalia os melhores horários para administração dos mesmos, otimizando sua absorção e utiliza critérios para orientar o paciente e família quanto ao uso de medicações. A farmacêutica tem papel fundamental quando o paciente tem alta com uso de anticoagulantes; esse profissional visita o paciente durante a internação e faz as devidas orientações mantendo-se como farmacêutico referência para essa questão.

O mesmo acontece com o fisioterapeuta que estabelece o cuidado conforme as necessidades e prioridades do paciente respeitando suas limitações e individualidade, mas sempre estimulando sua autonomia. Essa decisão pode ser tomada em conjunto com outro profissional, como, por exemplo, o técnico de enfermagem alinha com o fisioterapeuta o melhor momento para a realização do banho e da fisioterapia.

■ EDUCAÇÃO DO PACIENTE

O processo educativo que permeia toda a instituição tem a intenção de instrumentalizar o paciente e seu familiar durante todo o período que interage com os profissionais de saúde a fim de promover capacitação para o autocuidado.

No HAOC, os cuidados diretos prestados ao paciente se baseiam no respeito aos valores, crenças e cultura do paciente e família e na dignidade humana, incentivando continuamente sua participação na tomada de decisão, recebendo colaboração de toda a equipe no desenvolvimento e implantação das políticas, programas e na educação contínua de todos os profissionais. Mais detalhes no capítulo Educação do paciente e família.

REFERÊNCIAS BIBLIOGRÁFICAS

1. Colunista Portal. Planejamento – plano de cuidados. 7 de janeiro de 2013 [acesso em 2014 out - 30] disponível em http://www.portaleducacao.com.br/educacao/artigos/25891/planejamento-plano-de-cuidados-de-enfermagem#!3.
2. Mendes MA.; Bastos MAR. Processo de Enfermagem: sequências no cuidar fazem a diferença. Rev. Bras. Enferm., Brasília, v. 56, n. 3, p. 271-276, maio/jun. 2003.
3. Waldo VR. O cuidar humano: reflexões sobre o Processo de Enfermagem versus processo de cuidar. R. Enferm. UERJ, Rio de Janeiro, v. 9, n. 3, p. 284-293, set./dez. 2001.
4. Guimaraes EMP, Spagnol CA, Ferreira E, Salviano ME. Utilização do plano de cuidados como estratégia de Sistematização da Assistência de Enfermagem. Cienc. enferm. [revista en la Internet]. 2002 Dic [citado 2014 Oct 30] ; 8(2): 49-58. Disponível em: http://www.scielo.cl/scielo.
5. CBA. Padrões de acreditação da Joint Commission International para hospitais. Consórcio Brasileiro de Acreditação de Sistemas e Serviços de saúde. 5ª ed. Rio de Janeiro. CBA: 2014.
6. Garcia TR, Nóbrega MML. Sistematização da Assistência de Enfermagem: reflexões sobre o processo. Recife/Olinda – PE, 2000. In: 52º Congresso Brasileiro de Enfermagem. Unifesp.
7. França EG. Teoria das Necessidades Humanas Básicas. Unesc. Campina Grande.
8. Pimenta CA, et al. Guia para construção de protocolos assistenciais de enfermagem. COREN-SP – São Paulo: 2015.
9. Manthey M. A Prática do *Primary Nursing*. São Paulo. Tradução. 2ª Edição. 2014.
10. Peduzzi M, Anselmi ML. O processo de trabalho de enfermagem: a cisão entre o planejamento e execução do cuidado. Rev. Bras. Enferm., Brasília, v. 55, n. 4, p. 392-398, jul./ago. 2002.
11. Offe C. Capitalismo desorganizado. São Paulo: Brasiliense, 1995.

Monitoramento

Lara Cristina Viana de Almeida Bueno,
Sineli Tenório da Silva Tavares

Monitoramento é definido como o acompanhamento contínuo de processos e resultados relacionados com o desenvolvimento dos programas e políticas, em relação a seus objetivos e metas, evidencia em tempo a necessidade de medidas corretivas para melhoria contínua das práticas assistenciais e detectam quais são os problemas que estão interferindo nas ações e execução dos processos que subsidiam o cuidado ao paciente[1].

O objetivo principal de todo o processo do monitoramento é a detecção precoce de qualquer evento ou intercorrência que possa vir a acontecer com o paciente nas diversas fases do seu tratamento. Pode ser realizado por meio de indicadores que traduzem em resultados as informações sobre o desempenho desses programas e permite avaliar se os protocolos implementados e as metas de cuidado estão sendo alcançadas[1,3].

Segundo Falconi (V.C. 2004), o monitoramento deve ser focado naquilo que mais causa inconsistências e que precisa ser melhorado devendo ser feito por etapa para que cada uma possa ser analisada amplamente e medidas de mudanças e adequações possam ser sugeridas ou colocadas em prática[2].

Esse conceito também se aplica nas questões assistenciais. O Monitoramento deve ser contínuo e sistematizado em todas as fases do cuidado desde controle dos sinais vitais, onde é possível detectar precocemente alterações clínicas no paciente, como no monitoramento de infusão de medicamentos, transfusão de sangues e hemoderivados. A identificação de alterações ou variações de comportamento da segurança dos medicamentos é um processo que garante cuidados de saúde mais seguros, podendo gerar sinais de segurança para investigação adicional[3].

No contexto assistencial, o monitoramento consiste num processo periódico e sistemático que analisa a produção de informações a partir dos resultados dos indicadores de qualidade, e tem por objetivo primário acompanhar diretamente a evolução do risco assistencial e adotar o uso de medidas corretivas para assegurar que os usos dos protocolos garantem a qualidade da assistência prestada aos pacientes[3,4].

No entanto, para alcançar essa condição, é necessário efetividade no cumprimento dos protocolos que embasam as práticas. É importante conhecer cada parte do sistema, monitorar processos e resultados assistenciais e ter certeza que as informações são confiáveis e atualizadas.

Os processos de registros de dados que constroem a informação do paciente no âmbito hospitalar são de responsabilidade de todos aqueles que estão envolvidos em cada etapa do processo assistencial. Essas informações com evidências claras expressam exatamente a evolução do paciente e são essenciais para o desenvolvimento de indicadores assistenciais que são utilizados como instrumentos que permitem o monitoramento dos processos de avaliação e de garantia da qualidade.

■ MONITORAMENTO NO HOSPITAL ALEMÃO OSWALDO CRUZ

O Modelo Assistencial Hospital Alemão Oswaldo Cruz® prevê o monitoramento clínico do paciente de forma sistematizada e contínua, produzindo informações claras e disponíveis a toda equipe assistencial, permitindo uma avaliação situacional por meio de parametrizações, definições dos processos e avaliação contínua com intervenção quando necessário. Cada etapa do Monitoramento é realizada durante todo o processo assistencial e visa garantir a continuidade do cuidado prestado ao paciente com foco na segurança e qualidade, buscando sempre atender às necessidades do paciente e familiar.

Uma das premissas desse modelo é estabelecer o bom relacionamento entre pacientes, familiares e colaboradores para criar um ambiente facilitador para a realização do cuidado, levando em consideração o conforto e bem-estar do paciente e da família. Além disso, a equipe atua de forma multiprofissional, contribuindo para a aproximação entre os profissionais. Acreditamos que quando o paciente está conectado ao profissional que o assiste, o ambiente se torna saudável e acolhedor.

Esses conceitos, conforme as definições já apresentadas, demonstram que as práticas fundamentadas no RBC promovem a saúde estrutural da organização e os desfechos são positivos em todas as áreas[5].

PROCESSO ASSISTENCIAL NO HAOC

No HAOC, o processo assistencial é praticado de forma integrada e multiprofissional. Alfaro relata que o processo assistencial ou processo de enfermagem é compreendido como um conjunto de regras e princípios expressamente conhecidos como Sistematização da Assistência de Enfermagem (SAE) e são conhecidos por cada etapa que antecede a promoção do cuidado assistencial de enfermagem de fato, expressa a dinâmica das ações sistematizadas e a relação interdisciplinar, visando a melhor assistência ao paciente[6-9].

A SAE é essencial para auxiliar o enfermeiro a desenvolver um plano de Enfermagem coerente e que atenda as necessidades de cada paciente e também para auxiliar no monitoramento contínuo de todas as etapas do cuidado ao paciente.

O gerenciamento da dor como 5º sinal vital, que também é um exemplo de Monitoramento, gera indicadores que fomentam a prática e evidencia os cuidados realizados pela equipe de Enfermagem. Além do protocolo de gerenciamento da dor, outros indicadores são gerados através do monitoramento que é realizado diariamente pela equipe interdisciplinar alinhado ao tratamento proposto garantindo a prática assistencial cada vez mais segura na instituição. Outro exemplo de Monitoramento é o acompanhamento dos pacientes com risco de queda e risco para desenvolver úlcera por pressão.

Para esses pacientes, são estabelecidos critérios e precauções diárias para minimizar o risco. Os pacientes que já são admitidos com lesão por pressão são acompanhados diariamente pela equipe multiprofissional que discutem e planejam a melhor forma de cuidado.

■ MONITORAMENTO DAS METAS DO CUIDADO

Após a definição dos riscos, são estabelecidas Metas do Cuidado que garantem o cumprimento de protocolos, e atendem às necessidades específicas de cada paciente. Nesse cenário, a família é parte integrante, pois tem papel fundamental educativo e de apoio ao paciente e permite que de fato a meta de cuidado elaborado a partir do plano assistencial possa ser alcançada.

As Metas de Cuidado podem ser definidas como integração e coordenação do plano de cuidados estabelecido pela equipe interdisciplinar[10].

A meta geral de um plano de cuidados é alcançar resultados clínicos ideais naquilo que foi avaliado, discutido e programado. Qualquer esforço nesse sentido perde sua eficácia quando o paciente e a família não são orientados claramente e não participam das metas estabelecidas para se alcançar os objetivos do tratamento.

O uso de ferramentas e medidas, como visitas e cuidados multiprofissionais, discussões de casos e reuniões periódicas acontecem formalmente para monitorar e avaliar se os resultados estão sendo alcançados. Neste sentido, o Monitoramento é parte essencial para avaliarmos quando as metas estão ou não sendo atingidas.

O cuidado é individualizado e ocorre durante a permanência do paciente na instituição, se estendendo até a alta. Nessa etapa do cuidado o monitoramento do processo de reabilitação e readaptação para o autocuidado, é avaliado continuamente através do acompanhamento do contato telefônico realizado pelo enfermeiro ou equipe multiprofissional pós-alta, conforme já descrito acima.

As visitas multiprofissionais realizadas diariamente na Unidade de Terapia Intensiva (UTI) contam com a participação do time de profissionais envolvidos diretamente no plano de cuidados estabelecidos para cada paciente. O time é composto por médico, enfermeiro, fisioterapeuta, psicólogo, farmacêutico e nutricionista, os quais discutem o estado geral do paciente e as medidas adequadas para alcançar as metas gerais do plano de cuidados que foram estabelecidos anteriormente. Assim, são definidas e planejadas novas ações que atendam às necessidades do paciente, à medida que seu quadro clínico sofre modificações.

É de fundamental importância a participação da equipe multiprofissional nos resultados assistenciais. O Enfermeiro é quem referencia o cuidado ao paciente e é responsável por gerar informações que sustentam e direcionam o cuidado, possibilitando o monitoramento contínuo dos indicadores e seus resultados, os quais são traduzidos em ações de melhoria quando se faz necessário.

O seguimento do tratamento do paciente na instituição é monitorado de forma contínua em todas as fases do cuidado. O monitoramento de drogas terapêuticas e reações adversas (farmacovigilância) é uma prática comum na instituição e possibilita acompanhar e avaliar as mudanças na terapêutica dos pacientes quando necessário. Uma vez estabelecido a meta do cuidado, esta é descrita pela enfermeira(o) de referência, na lousa que fica no quarto do paciente, a fim de conscientizá-lo do objetivo a ser alcançado e, assim, promover uma aproximação entre a equipe. Isso facilita a aderência ao tratamento.

O HAOC se compromete a oferecer e manter assistência segura e com qualidade ao paciente e seu familiar; por esse motivo o modelo assistencial e a cultura organizacional da instituição são aplicadas nas unidades ambulatoriais internas e externas, o planejamento assistencial é elaborado a partir das necessidades específicas de cada paciente, baseado nos dados obtidos na avaliação inicial.

Também estabelece políticas de cuidados diferenciados para grupos específicos de pacientes considerados pacientes de alto risco, ou seja, aqueles que apresentam risco assistencial aumentado devido a sua condição clínica ou incapacidade para o autocuidado, ou seja, que o indivíduo possua habilidade e conhecimento para gerir seu próprio estresse, articular suas necessidades e valores pessoais e contrabalancear com sua saúde.

A seguir, descrevemos como a fase do monitoramento ocorre nas áreas ambulatoriais e de diagnóstico preventivo.

■ AMBULATÓRIO DE ONCOLOGIA

Sabe-se que pacientes que recebem tratamento quimioterápico necessitam de cuidado e apoio biopsicossocial especializado, pois podem apresentar alterações hematológicas, psicológicas e psiquiátricas, além do risco aumentado para aquisição de doenças infecciosas em razão de alteração na resposta imunológica. No ambulatório de oncologia, todos os pacientes são assistidos por uma equipe multiprofissional que planeja cuidadosamente a meta de cuidado durante sua permanência na unidade e quando necessário, o acompanhamento se estende após a alta.

∎ UNIDADE CAMPO BELO

A Unidade Campo Belo foi projetada para atender pacientes que necessitam de atendimento ambulatorial. O planejamento assistencial acontece desde que o paciente é admitido até a alta. Os resultados dos indicadores clínicos são monitorados continuamente e adequações são propostas a partir desses resultados.

∎ CENTRO DE DIAGNÓSTICO POR IMAGEM – CDI

O centro de diagnóstico por imagem, referência de diversas especialidades dentro da medicina diagnóstica, reúne estrutura que possibilita o paciente realizar desde um exame simples, como uma radiografia, até os exames de alta complexidade que requerem preparo adequado e acompanhamento.

A estrutura foi totalmente projetada com equipamentos de tecnologia avançada em diagnóstico por imagens e dispõe de equipe multiprofissional capacitada para atender o paciente de acordo com sua necessidade e complexidade. Como extensão do CDI, outras unidades ambulatoriais se destacam:

- Centro de cardiologia intervencionista;
- Radiologia vascular;
- Unidade de *checkup*;
- Unidade de neurofisiologia clínica;
- Instituto da próstata;
- Centro de obesidade e diabetes (COD).

Por se tratar de um grande e integrado Centro de Medicina Diagnóstica e Preventiva, as mais diversas áreas têm as suas particularidades de tratamento e seguem protocolos e rotinas que foram desenvolvidos para atender o paciente neste ambiente. Tanto no COD quanto no *Checkup*, o paciente é orientado e acompanhado previamente antes da consulta por uma equipe multiprofissional que mediante a coleta de dados e avaliação física estabelecem plano de cuidados individualizado para cada paciente. O gerenciamento dos pacientes é feito pela equipe multiprofissional composta por médicos, nutricionista, enfermagem e outros profissionais.

Já no Instituto da Próstata, os pacientes que são submetidos à biópsia de próstata, além de receber orientações impressas dos cuidados pós-alta, também são monitorados no dia seguinte através de contato telefônico pelo enfermeiro, para esclarecer qualquer dúvida, e verificar a ocorrência de sangramento, uma vez que a meta de cuidado estabelecida nesses casos é a ausência de sangramento.

Na eventualidade de qualquer ocorrência, como, por exemplo, "extravasamento de contraste endovenoso" no CDI, além do protocolo de cuidados imediatos aplicado imediatamente no momento da ocorrência, a equipe de enfermagem realiza contato telefônico no dia seguinte para garantir que o paciente se sinta acolhido e seguro, e também esclarecer alguma dúvida ou queixa.

Outra particularidade e preocupação do CDI é garantir a segurança dos pacientes que são submetidos a exames contrastados, para esses casos foram desenvolvidos protocolos que asseguram a escolha do acesso venoso adequado, avaliação da função renal, controle de reações adversas e rastreabilidade do contraste utilizado.

O monitoramento dos protocolos é realizado continuamente e visam acompanhar se as metas de cuidado que são propostas nessas unidades ambulatoriais estão de fato sendo colocadas em práticas e são aplicadas pelas equipes.

O modelo assistencial é aplicado em todas as áreas e mantém a premissa de prestar uma assistência com qualidade e segurança, baseada no relacionamento e em evidências, o objetivo é gerenciar as necessidades do paciente e a questão da autonomia.

■ CENTRO DE ATENÇÃO À SAÚDE E SEGURANÇA DO COLABORADOR (CASSC)

No CASSC, são desenvolvidas ações de atenção primária, como: consultas, exames ocupacionais e consultas de pronto-atendimento. Coordena cuidados preventivos de forma integral. A vigilância epidemiológica envolve a busca ativa de casos e aplicação de medidas preventivas, bem como a antecipação de riscos e registros sistemáticos, a partir de múltiplas fontes de informação envolvendo o atendimento por meio de equipe multiprofissional (assistente social, enfermeiro, educador físico, fisioterapeuta, psicólogo, nutricionista e médico), onde o Monitoramento tem como ênfase a prevenção de agravos, promoção da saúde, na proteção específica e no diagnóstico precoce. A concepção de saúde do trabalhador e de vigilância epidemiológica está no cerne da proposta. São citados como exemplo de Monitoramento os seguintes protocolos:

- Monitoramento sorológico dos acidentes com material biológico;
- Monitoramento de eventos de morbidade de afastamentos do trabalho;
- Monitoramento de colaboradores com transtornos psiquiátricos;
- Monitoramento de colaboradores inscritos no Programa "Gerar", que tem como foco principal apoiar às gestantes do HAOC e às esposas gestantes de colaboradores. É oferecido atendimento individualizado conforme a necessidade e através de uma parceria junto à operadora de saúde é realizado o telemonitoramento por enfermeira obstetra;
- Monitoramento da saúde dos colaboradores e dependentes portadores de doenças crônicas, pelo serviço e a partir de uma parceria junto à operadora de saúde, é oferecido suporte clínico assistencial para um melhor controle da doença, por meio de tele-orientações ativas com frequência mensal, através de uma central disponível 24 horas para orientações telefônicas em saúde, baseados em protocolos de atendimento.

CENTRO DE HEMODIÁLISE

É referência para atender os pacientes durante o tratamento de hemodiálise, conta com a estrutura do HAOC, que assegura qualquer intercorrência com o paciente, utiliza o Modelo Assistencial como ferramenta para direcionar a prestação do cuidado.

UNIDADE DA MOOCA

Na unidade da Mooca, no Centro da Mama é realizado o Monitoramento das pacientes que fazem biópsia de mama, mamotomia ou punção. Essas pacientes recebem contato pós-alta da enfermeira para monitorar se a paciente apresentou febre, dor, secreção, hematoma ou hiperemia. Caso a paciente apresente alguns desses sinais e sintomas, é orientada a procurar a unidade imediatamente.

No HAOC, conforme já foi destacado, todo planejamento assistencial acontece de forma integral e multiprofissional centrado no paciente e sua família, por isso os cuidados são direcionados por meio de Protocolos Assistenciais e Gerenciados com diretrizes para atender todo e qualquer risco iminente e situação de emergência.

Os Protocolos são elaborados a partir de *guidelines* e monitorados por indicadores que garantem as melhores práticas assistenciais baseadas em evidência (PBE), Práticas Baseadas em Evidências são compreendidas pelo modo consciente e a forma de uso das evidências científica para a tomada de decisão sobre o cuidado individual do paciente[7]. São práticas que visam contribuir para a qualidade e segurança do paciente e estão embasadas pela melhor formação científica, pela capacitação associada à *expertise* profissional, levando-se em consideração o lado humano, as crenças e valores dos pacientes.

■ MONITORAMENTO ATRAVÉS DOS PROTOCOLOS CLÍNICOS GERENCIADOS

O desenvolvimento dos protocolos clínicos, conforme já definido no Capítulo 4, tem como premissa atender o paciente em risco iminente em situação de emergência, sistematizar e unificar o atendimento da equipe interdisciplinar, além de padronizar condutas e decisões validadas nacional e internacionalmente, garantindo, assim, os melhores resultados para o paciente[11,12] e tem como objetivo melhorar os processos e uniformizar as práticas assistenciais, reduzindo a morbimortalidade.

No setor de Pronto-Atendimento, os pacientes que chegam com queixa de dor torácica, são inseridos nos critérios de atendimento baseadas nos processos de validação e evidências como demanda as diretrizes da American Heart Association (AHA), que determina reconhecimento, agilidade e precisão no diagnóstico, para início do tratamento o mais precoce possível, minimizando os agravos à saúde do paciente.

Esse cenário permite o monitoramento dos protocolos gerenciados muitas vezes em tempo real, no momento que o paciente é admitido, e os critérios de tratamento são colocados em prática. O monitoramento dos resultados dos indicadores é obtido por meio de gerenciamento dos protocolos e evidencia a qualidade e os níveis de segurança do atendimento que o paciente recebe dentro da instituição. Reflete diretamente no desfecho de como a prática está sendo aplicada. Atualmente, sete protocolos clínicos foram definidos e colocados em prática na instituição e atendem situações críticas que demandam uma prontidão no atendimento assistencial e interdisciplinar, os quais descrevemos a seguir.

Protocolo para tratamento de sepse, sepse grave e choque séptico

A agilidade no atendimento e tratamento da sepse grave e do choque séptico é o fator crítico para o prognóstico do paciente e a administração precoce de antimicrobianos determina a redução da mortalidade, comprovado cientificamente.

Protocolo de profilaxia para tromboembolismo venoso

Todo paciente clínico ou cirúrgico, eletivo ou de urgência, é avaliado para indicação ao protocolo de profilaxia de tromboembolismo venoso, com foco na redução da morbimortalidade, dos custos de internação e eventos adversos para os pacientes.

Protocolo de dor torácica

A variedade e possível gravidade das condições clínicas que se manifestam com dor torácica faz com que seja primordial um diagnóstico rápido e preciso das suas causas, que podem ser desde uma embolia pulmonar, dissecção aguda de aorta e síndrome coronariana aguda.

Protocolo para atendimento de pacientes com síndrome coronariana aguda com supradesnivelamento do segmento ST

A maioria das mortes por SCA ocorre nas primeiras horas de manifestação da doença, sendo 40% a 65% dos casos na primeira hora e, aproximadamente, 80% nas primeiras 24 horas. O atendimento imediato aos pacientes reduz a mortalidade, garantindo um melhor prognóstico.

Acidente vascular cerebral isquêmico agudo

O manejo adequado é fundamental para redução da sua morbimortalidade e para uma melhora significativa no prognóstico dos pacientes com AVC agudo. O acidente vascular cerebral (AVC) é a primeira causa de morte em alguns estados brasileiros e a principal causa de incapacitação, com alto custo social e econômico.

Time de resposta rápida – código amarelo e time de resposta rápida – código azul

O atendimento desses protocolos se estende a todos os pacientes internados que apresentarem sinais e sintomas de agravos clínicos claros e aos pacientes que evoluem para Parada Cardiorrespiratória (PCR), envolvendo toda a equipe interdisciplinar e garante um atendimento rápido e preciso.

Assistências a pacientes com risco de agressão a si e/ou a terceiros

Risco Assistencial pode ser definido como um processo periódico e sistemático de análise e informações produzidas através dos registros da condição clínica e evolutiva do paciente, pela equipe interdisciplinar[13]. Em todos esses protocolos, o Monitoramento ocorre com o acompanhamento periódico da evolução do risco assistencial e promove ações capazes de detectar anormalidades assistenciais e administrativas, e corrigi-las minimizando efeitos que podem ser deletérios ao paciente.

O paciente internado ou aquele que realiza tratamento periódico na instituição é avaliado pelo enfermeiro e, no momento da avaliação, os riscos são levantados, o planejamento das ações e a meta de cuidado para o paciente são prontamente definidos.

É de fundamental importância a participação da equipe de multiprofissional nos resultados do desfecho assistencial; o Enfermeiro, como referência do plano de cuidados, é responsável por gerar informações que sustentam e direcionam o cuidado, possibilitando o monitoramento contínuo dos indicadores e seus resultados que são traduzidos em ações de melhoria quando necessário.

O monitoramento dos indicadores dos protocolos clínicos gerenciados é realizado através de busca ativa que pode ser realizada em tempo real ou retroativa através de relatórios gerenciais gerados a partir de informações coletadas do prontuário do paciente.

A utilização do prontuário eletrônico (PEP) reflete a integração dos cuidados em todas as áreas de atendimento e possibilita reunir todas as informações necessárias para garantir a continuidade dos cuidados prestados aos pacientes. São informações que vão subsidiar a continuidade e a verificação do estado evolutivo dos cuidados, resultando em ações corretivas ou de melhoria (Anexo 7.1).

Prontuário eletrônico do paciente

Conforme a definição de Prontuário Eletrônico, vista no Capítulo 5, vale acrescentar a definição do Conselho Federal de Medicina (CFM) o qual afirma que o Prontuário do Paciente, historicamente conhecido como prontuário médico, como um documento único constituído por um conjunto de informações, sinais e imagens registradas, geradas a partir de fatos, acontecimentos e situações sobre a saúde do paciente e a assistência a ele prestada, de caráter legal, sigiloso e científico, utilizado para possibilitar a comunicação entre membros da equipe multiprofissional e a continuidade da assistência prestada ao indivíduo[14].

A Resolução CFM nº. 1.331/89 prevê todos os aspectos legais do PEP e vem ao encontro da autenticidade, integridade, confidencialidade, privacidade, processos de auditagem, assinatura eletrônica e guarda de documentos[15]. O prontuário do paciente é uma fonte rica de informações que fornece dados sobre o processo assistencial e evidencia resultados da prática imediatos; contudo, seu preenchimento ainda é falho e omite detalhes importantes do diagnóstico, tratamento e etapas do cuidado prestado[16].

O aprimoramento do processo eletrônico na área de saúde vive atualmente um cenário de grandes mudanças. Para isso, tem desenvolvido e adotado soluções que aperfeiçoem a utilização dos sistemas de informações sobre os pacientes e que integrem os processos de gestão assistencial interdisciplinar no ambiente de saúde.

Nesse contexto, a migração de registros clínicos e administrativos realizados em papel para registros eletrônicos é uma condição necessária para a melhoria da qualidade. É uma fonte de pesquisa clínica, geradora de informações para identificar grupos de pacientes específicos, tratamentos e cuidados praticados aos pacientes, e avalia a qualidade do cuidado e da vigilância a reações adversas de drogas e monitoramento do gerenciamento de risco[17].

Entretanto, independentemente do modelo adotado na instituição, as auditorias de prontuários, de qualquer tipo, sempre o apontam como fonte inesgotável como monitoramento com busca de informações a respeito do tratamento e evolução do paciente.

A tecnologia da informação e comunicação certamente tem um papel fundamental no desenvolvimento dos sistemas de informação e registros no âmbito da saúde. O uso do prontuário eletrônico veio para enriquecer e tornar possível o armazenamento do maior número de informações sobre a história do paciente dentro da instituição, além de refletir base para estudos científicos.

O HAOC disponibiliza no prontuário eletrônico o Sumário Médico Ambulatorial, onde é possível acessar todo o histórico e evolução clínica do paciente, possibilitando o seguimento do tratamento realizado aos pacientes ambulatoriais que necessitam de cuidado contínuo.

Gerenciamento de risco

O objetivo fundamental do gerenciamento de risco no HAOC é sistematizar o monitoramento de eventos adversos, executando ações para o controle e diminuição dos danos como parte dos cuidados prestados ao paciente, para aquisição, utilização e controle da qualidade assistencial.

Nesse sentido, a premissa é criar um ambiente que encoraje a identificação das falhas e a formulação de ações para reduzir recidivas e erros futuros, além de estabelecer um programa abrangente na instituição que garanta a segurança de todos e do patrimônio[18].

Desse modo, se torna possível prevenir erros, mapear e identificar os processos mais críticos na instituição, programar avaliação pró-ativa das atividades de alto risco e adotar medidas de melhoria com base nas metas internacionais de qualidade e segurança, buscar ações de melhoria contínua para minimizar os riscos e incentivar a notificação de eventos adversos e quase falhas.

O monitoramento de notificações de ocorrências e riscos também requer a identificação sistemática de eventos indesejáveis, análise detalhada de cada ocorrência e implementação de melhorias tanto na estrutura como nos processos de trabalho, pois implica assumir que errar é humano. Assim, é possível promover a detecção das causas sem julgamento e corrigi-las. A *Joint Commision on Acreditation of Healthcare Organizations* (JCAHO), organização não governamental americana que avalia a qualidade dos serviços de hospitais, recomenda que haja monitoramento das notificações e sugere que as instituições estabeleçam ferramentas para medir e monitorar sua performance. Para isso, se faz necessário a utilização de instrumentos de notificação.

Em todas as fases do planejamento do cuidado as notificações de eventos, sejam estas graves ou não, têm sua relevância para ajuste e melhoria dos processos. As falhas podem derivar da estrutura organizacional, da direção, da competência técnica, falta de atenção, quantidade insuficiente de pessoal e problemas relacionados aos recursos materiais, evidenciando que existem múltiplas facetas na gênese dessas ocorrências[20].

As circunstâncias notificáveis, quase falhas ou eventos adversos também podem ser identificados por meio da observação direta do cuidado prestado aos pacientes, por meio de estudo e revisão dos prontuários.

É importante realizar o Monitoramento das notificações dos eventos adversos com o intuito de avaliar a execução das ações realizadas pela equipe interdisciplinar no qual permite controlar e evitar danos e agravos aos cuidados planejados através do plano assistencial que reflete diretamente no planejamento da assistência aos pacientes com impacto na qualidade da assistência prestada.

O Monitoramento deve ser focado naquilo que mais causa inconsistências e que precisa ser melhorado devendo ser feito por etapas para que cada uma possa ser amplamente analisada[19].

Nesse contexto, é importante ressaltar que o impacto nos resultados apresentados através do monitoramento de protocolos assistenciais e clínicos gerenciados e a análise detalhada dos indicadores de segurança e qualidade, são instrumentos fundamentais para o direcionamento das ações desenvolvidas pela equipe multiprofissional.

A avaliação e a coleta de informações realizadas diariamente pela equipe assistencial, alinhadas ao tratamento proposto, garantem o monitoramento do paciente promovendo assim a continuidade do cuidado e o compromisso com o bem-estar do paciente no momento de sua reintegração após a alta hospitalar. O acompanhamento e a divulgação dos indicadores que sustentam as práticas assistenciais no HAOC auxiliam o empoderamento da equipe e mudanças nos processos, propõem a melhoria na qualidade, prevêem a otimização de recursos e diminuem a ocorrência de agravos possíveis de ocorrer ao paciente.

O monitoramento acompanha todas as demandas e etapas do processo assistencial e é importante instrumento na gestão das práticas assistenciais auxiliando em mudanças de processos ou no estabelecimento de novas práticas, procedimentos e atualização de rotinas.

● REFERÊNCIAS BIBLIOGRÁFICAS

1. Vaitsman, Rodrigues e Paes Souza,2006,p.21
2. Falconi V.C. Gerenciamento da Rotina de Trabalho de trabalho do dia-a dia> Nova Lima: INDG – Tecnologia e serviços Ltda, edição nº 12,2004.
3. Proqualis:http://proqualis.net/sites/proqualis.net/files/documento_referêLncia_programa_nacional_seguranca.pdf.
4. Horta WA. Processo de enfermagem. São Paulo (SP): EPU; 1979.
5. Sant'Anna RM de, Silvino ZR, Sa SPC et al - Rev enferm UFPE on line., Recife, 8(2):491-3, fev., 2014 transformação da prática. São Paulo: Atheneu; 2012.
6. Atallah AN, Castro AA. Evidências para melhores decisões clínicas. São Paulo, Centro Cochrane do Brasil; 1998.
7. Alfaro-Lefevre R. Aplicação do processo de enfermagem. Um guia passo a passo. 4 a. ed. Porto Alegre (RS): Artes Médicas Sul; 2000.
8. Jesus PBR, Carvalho DV. Percepção de usuários de unidade de saúde da família sobre a assistência à saúde: uma contribuição de enfermagem. REME Rev Min Enferm. 2002; 6(1/2):48-56.
9. Reppeto MA, Souza MF.Avaliação da realização e do registro da sistematização da assistência de enfermagem (SAE) em um hospital universitário. Ver. Bras. Enfermagem 2005; 58(3): 325-9.
10. Padrões de Acreditação da Joint Commission Internacional para Hospitais. Oakbrook Terrace: Joint Commission Resources; 2014. 5ª edição.
11. Novaes HP. garantia de qualidade em hospitais da America latina e Caribe.1ª ed.ignorado,1992.
12. Malik AM. Qualidade em serviços de saúde nos setores públicos e privado. Cadernos Fundap: Fundação de Desenvolvimento Administrativo, São Paulo jan/abr 1996; 19:7-24.

13. Brasil. Ministério de Assistência Social. Política Nacional de Assistência Social. Brasília: Secretaria de Assistência Social, 2004.
14. Brasil. Conselho Federal de Medicina. Resolução nº. 1.331 de 25 de setembro de 1989. Diário Oficial, Brasília, 25 set. 1989. Resolução n°. 1.638 de 10 de julho de 2002. Diário Oficial, Brasília, 10 jul. 2002. Seção 1, p. 124-5.
15. Resolução n° 1.639 de 10 de julho de 2002. Diário Oficial, Brasília, 10 jul. 2002. Seção 1, p. 124-5.
16. Grémy F. Informatique médicale: introductions à la méthodologie em médicine et santé publique. Paris: Ed. Flammarion, 1987.
17. Murphy GF, Hanken MA, Waters KA. Electronic Health Records: Changing the Vision. Philadelphia: W.B. Saunders Company, 1999.
18. Novaes HMD. A evolução do registro médico. In Massad E, Azevedo Neto RS, organizadores. O prontuário eletrônico do paciente na assistência, informação e conhecimento médico. São Paulo: Organização Panamericana da Saúde/OPAS; 2003.
19. ANVISA. Diretrizes para o Gerenciamento do Risco em Farmacovigilância (versão 12/03/2008).
20. Brasil. Agência Nacional de Vigilância sanitária- ANVISA. Assistência segura: uma reflexão teórica aplicada a prática. Brasília, DF; ANVISA, 2013.

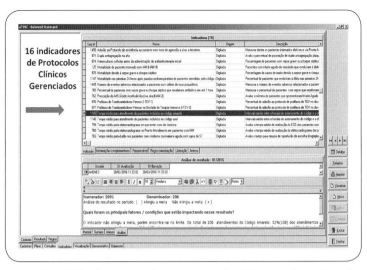

Anexo 7.1 – Tela do sistema de prontuário eletrônico: análise crítica dos indicadores dos protocolos clínicos gerenciados.
Fonte: Arquivo do HAOC.

Avaliação dos Resultados

Andréa Aparecia Lopes Martinez, Lara Cristina Viana
de Almeida Bueno, Sineli Tenório da Silva Tavares

■ DEFINIÇÃO

Resultado é definido como sendo uma medida apropriada da qualidade dos cuidados prestados e alcançados pela organização, os critérios e indicadores dos protocolos em geral que permitem validar a eficácia, a eficiência e a efetividade da assistência dentro de uma instituição de saúde[8]. No contexto de saúde atual, o resultado da assistência se restringe às mudanças observadas na condição de saúde do paciente e no manejo das ações da equipe interdisciplinar como mediadora do plano de cuidados[9].

Nesse sentido, a avaliação dos resultados obtidos pela assistência prestada aos pacientes tem como objetivo intervir nos processos que dão sustentação às práticas, e também servem para intervir na operacionalização dos sistemas. Propõe mudanças e melhoria da qualidade dos serviços, e ganha relevância[7].

O propósito deste capítulo é discorrer sobre a avaliação de resultados obtidos diretamente através do planejamento e estabelecimento de metas interdisciplinares para cada paciente.

■ AVALIAÇÃO DE SERVIÇOS DE SAÚDE

O pioneirismo em avaliar os resultados da assistência de enfermagem teve início nos primórdios do século XIX, durante a guerra da Crimeia, com Florence Nightingale. Nos dias atuais, as instituições de saúde têm cada vez mais se esforçado para extrair dados que possibilitem identificar os resultados obtidos dos cuidados prestados aos pacientes, pela equipe[1].

Para avaliar com eficácia a assistência é necessário verificar a estrutura da organização, garantir adequação qualitativa, capacitação dos profissionais e revisão dos processos, que permitam o aprimoramento de normas, rotinas e protocolos. Assim, é possível avaliar o impacto da assistência prestada por meio de indicadores específicos, que asseguram mudanças nos processos que envolvem a assistência ao paciente dentro de uma instituição de saúde e atendam às necessidades e expectativas do paciente e família[2,3].

Os métodos atuais de avaliação são baseados em comparações e padrões ideais capazes de avaliar os serviços de saúde e a qualidade da assistência prestada ao paciente dentro de uma instituição. Existem diversos sistemas de avaliação tanto nacionais quanto internacionais que avaliam e emitem parecer objetivo sobre a qualidade do serviço prestado pela equipe assistencial dentro das organizações[4].

O movimento voltado à melhoria da qualidade dos serviços e da segurança do paciente tem sido alvo de atenção nas instituições de saúde[6].

DADOS E INDICADORES PARA AVALIAÇÃO ASSISTENCIAL

A prestação de cuidados de qualidade se caracteriza por um alto grau de competência profissional e organizacional, pelo uso eficiente dos recursos, pela redução a um nível mínimo de riscos de responsabilidade profissional e da organização, pela satisfação dos pacientes e de seus familiares, e pela expectativa de retorno que pacientes e instituição espera obter[5].

Para mensurar precisamente a qualidade da assistência prestada é necessário que haja esforço mútuo e envolvimento de toda equipe interdisciplinar e da estrutura organizacional. Também requer que em todos os níveis os resultados dos processos sejam alcançados como sendo produto final gerado da assistência prestada[6].

Avaliar os resultados decorrentes da assistência prestada a cada paciente individualmente é de fato um grande desafio para toda equipe, visto que no contexto de assistência à saúde a responsabilidade pelos resultados fundamenta as ações prestadas por toda equipe multiprofissional. Nesse sentido, a avaliação dos resultados obtidos decorrente da assistência prestada aos pacientes tem como objetivo intervir nos processos que dão sustentação às práticas, e também intervir na operacionalização dos sistemas para operar mudanças e melhorar a qualidade dos serviços[7].

É imprescindível que os registros da equipe interdisciplinar sejam conferidos, avaliados e comparados, no sentido de obter informações mais fidedignas sobre as práticas, e também avaliar coerência entre a história clínica do paciente e a assistência prestada, para conclusão do desfecho final obtido em forma de resultado[7].

Uma premissa básica de avaliação eficaz de resultados estabelece que os dados não apenas devem ser significativos, como também motivadores para que os líderes e colaboradores aperfeiçoem a maneira como realizam seu trabalho. Ainda que alguns gestores apresentem diversas compreensões sobre a conceituação de qualidade e programas de avaliação, a busca da melhoria está presente, modificando a cultura organizacional em prol de melhores processos e resultados como estratégia de competitividade e satisfação do cliente[10].

De acordo com a literatura, embora haja estudos preliminares, para mensurar resultados é necessário aprimoramento, ou seja, controle mais preciso envolvendo outros dados e causas da prestação do cuidado, que são fundamentais para que se atinjam avaliações com imparcialidade e eficazes, e também tornar claras as razões pelas quais uma organização alcança resultados extraordinários. É possível superar a eficácia e a concorrência dentro de uma organização de saúde através dos resultados de uma prática assistencial executada com qualidade e segurança para o paciente e família, e também manter a equipe motivada e alinhada nos processos da instituição[11,12].

Mesmo que os resultados constituam um indicador de qualidade da assistência, é necessário que as avaliações aconteçam de modo simultâneo para avaliar se de fato as práticas estão sendo executas como demanda os protocolos. Pode-se dizer que a avaliação de resultados serve para conhecer o objeto de uma meta estabelecida através do planejamento do cuidado, saber se de fato o que foi planejado está sendo cumprido e, assim, ter expertise para propor mudanças quando o resultado analisado demonstra falha na excursão das ações realizadas[13].

Vivemos uma época em que os dados e as informações estão prontamente disponíveis, para serem utilizados como ferramentas de avaliação para promoção de melhoria contínua, gerando resultados cada vez mais confiáveis sobre as metas estabelecidas no plano de cuidados. As organizações de saúde são ambientes ricos em informações e contam com bancos de dados eletrônicos e acondicionamento externo de volumes de documentos para lidar com o volume de informações geradas a respeito dos pacientes durante a sua permanência no hospital.

■ EXPERIÊNCIA NO HAOC

No HAOC, o acervo de informações a respeito do estado evolutivo do paciente que é registrado pela equipe assistencial é armazenado em banco de dados eletrônicos. São responsáveis por subsidiar estudos clínicos e desenvolver indicadores que norteiam a prática. Os resultados desses indicadores são de extrema importância e garantem uma assistência segura e com qualidade, baseada em práticas pautadas em evidências.

Para serem verdadeiramente motivadores, os dados e os processos de medição devem ser considerados confiáveis, tangíveis, úteis e principalmente motivadores. Devem mostrar relevância desde o processo de escolha das ferramentas de mensuração até a eficiência dos indicadores e considerar os resultados de todas as áreas da organização, em todos os níveis.

A interpretação dos dados inclui examinar as evidências, formar conclusões, considerar implicações, explorar o significado dos dados e a análise detalhada dos resultados para poder sugerir novas ações. Como qualquer outro elemento da entrega do cuidado, a mensuração dos resultados requer envolvimento e responsabilização bem definida do executor. O formato do relatório de mensuração dos dados deve ser determinado antecipadamente e não somente após a coleta dos resultados.

No HAOC, a dor é tratada como sendo o 5º sinal vital. Para que a equipe esteja alinhada na forma de gerenciamento da dor, foi desenvolvido um protocolo que unifica o modo de atendimento pela equipe assistencial e determina quais as condutas devem ser tomadas em relação à dor. Assim, os pacientes quando são admitidos na instituição e demanda avaliação da dor; esse cuidado deve ser inserido no plano assistencial e deve ser acompanhado com horários estabelecidos e as condutas tomadas como demanda o protocolo.

■ INDICADORES DE CUIDADOS DE SAÚDE

Para que os dados mensurados tenham significância, é necessário comparar a mudança dos indicadores e avaliar a média durante um período de tempo e até mesmo como são percebidas pelas pessoas que as utilizam.

No HAOC, foram desenvolvidos indicadores de qualidade, que demonstram por meio de dados representativos a eficácia das práticas assistenciais prestadas ao paciente, os dados, após serem coletados, são mensurados e comparados. As conclusões sobre os achados são de fato o desfecho de todo processo de avaliação e resultados e servem de referência para avaliar se as práticas assistenciais estão em conformidade com as diretrizes de atendimento dos protocolos.

Estrutura de indicadores de cuidados

Mede padrões de formação de equipe, incluindo proporção de enfermeiros na equipe de enfermagem, qualificações, proporção da equipe de enfermagem em relação aos pacientes, número total de horas dedicadas a cada paciente, continuidade da equipe, inclui-se também as atividades realizadas pela equipe multiprofissional.

Processo de indicadores de cuidados

Mede a maneira como os cuidados são prestados e pode fornecer informações sobre a satisfação do enfermeiro, avaliação e implementação das necessidades de cuidados do paciente, gerenciamento de dor, manutenção da integridade da pele, orientações ao paciente, planejamento de alta, a meta do cuidado e estabelecida.

Indicadores de resultado

Medem como os pacientes e suas condições são afetadas pela interação com a equipe de enfermagem e interdisciplinar, inclui taxa de mortalidade, duração da permanência, incidentes adversos, complicações, satisfação do paciente e familiares com a prestação dos cuidados de enfermagem e interdisciplinar, adesão à meta de cuidado estabelecida e o plano de alta.

AVALIAÇÃO DOS RESULTADOS NO HOSPITAL ALEMÃO OSWALDO CRUZ

No HAOC, são utilizados critérios de avaliação e indicadores assistenciais de processos, que primam pela busca e explicitação numérico-estatística dos resultados das avaliações e determina que as avaliações sejam realizadas continuamente, buscando aprimoramento e melhoria da qualidade em todos os níveis da organização.

Podemos destacar resultados de taxa de indicadores, como: erro de medicação, índice de úlcera por pressão, gerenciamento da dor como 5º sinal vital, porcentual de quedas. Esses resultados permeiam e dão subsídios para uma assistência mais qualificada e segura aos pacientes e têm como objetivo medir e avaliar a qualidade dos programas e serviços prestados; para isso, é imprescindível planejar ações, liderar e avaliar as atividades desenvolvidas pelas equipes. O acompanhamento do indicador do protocolo conjuntamente ao gerenciamento e estratificação dos dados deve expressar os resultados quando uma meta é atingida.

Toda equipe assistencial tem papel fundamental na construção e seguimento dos protocolos assistenciais e no seguimento e validação dos indicadores de qualidade que norteiam as práticas. Também responde pelos resultados gerados através dos protocolos assistenciais.

No setor de oncologia ambulatorial, por exemplo, o farmacêutico, antes de preparar os medicamentos, verifica os resultados dos exames, avaliando alterações na função renal e hepática do paciente que podem influenciar diretamente a condução do tratamento quimioterápico.

A equipe de nutrição clínica do Hospital Alemão Oswaldo Cruz, diariamente realiza a avaliação dos resultados para garantir a qualidade e segurança do paciente e um melhor desfecho clínico.

No paciente internado, essa avaliação pode ser evidenciada através das reavaliações do risco nutricional, da classificação do estado nutricional e avaliações do estado nutricional. Metas nutricionais, visitas, plano de educação e orientações são realizadas e modificadas de acordo com a avaliação do nutricionista e um novo plano de cuidado nutricional é determinado.

O acompanhamento periódico realizado pelo nutricionista através do cuidado individualizado permite que sejam feitas adequações às necessidades nutricionais de cada paciente relacionada com as patologias apresentadas e/ou sempre que ocorrer mudança no estado clínico do paciente, evitando o desenvolvimento de uma desnutrição aguda e contribuindo para uma recuperação mais efetiva.

Nos atendimentos ambulatoriais, como hemodiálise, radioterapia e quimioterapia, há um acompanhamento diferenciado, individualizado sempre focado na melhora e/ou recuperação do paciente e sua necessidade. A avaliação dos resultados se dá através da análise dos exames bioquímicos, classificação do risco nutricional e estado nutricional. De acordo com as avaliações, é implementado o plano de cuidado contemplando metas do cuidado, plano de educação e orientações.

No serviço de nutrição, foram desenvolvidos indicadores para medir e avaliar a qualidade do atendimento nutricional prestado ao paciente e implementar melhorias. Dentre os indicadores nutricionais, se destacam: indicador de intercorrências de impacto ao tratamento do paciente, indicador do volume prescrito × volume infundido de nutrição enteral, indicador de qualidade da assistência nutricional prestada e indicador que avalia os resultados da pesquisa de satisfação quanto ao atendimento de nutrição.

Visitas multiprofissionais são realizadas aos pacientes e os resultados são acompanhados periodicamente pela equipe interdisciplinar. Nesse momento, as metas estabelecidas são avaliadas e os resultados não alcançados são reavaliados e quando necessário sofrem modificações.

O registro dos acompanhamentos é realizado no prontuário eletrônico do paciente, permitindo que toda equipe acompanhe e avalie a evolução do quadro clínico.

Ainda são realizadas visitas multiprofissional diariamente para avaliação dos resultados assistenciais e verificar se as metas estabelecidas estão sendo alcançadas, e quando se obtêm resultados insatisfatórios ou inesperados, verifica-se a causa e a necessidade de prorrogar ou alterar o plano de cuidado.

A avaliação do resultado assistencial de cada paciente é importante para compreender as consequências das atividades realizadas pela equipe interdisciplinar em termos de mudanças verificadas no estado de saúde dos pacientes, considerando também as mudanças relacionadas com conhecimentos e comportamentos, bem como a satisfação do usuário e do profissional ligada ao recebimento e prestação dos cuidados, respectivamente.

É de fundamental importância que o paciente e seu familiar sejam envolvidos no plano de cuidados e na tomada de decisão em relação ao planejamento assistencial e a meta do cuidado estabelecida. Vale ressaltar que ao se sentir envolvido, ele passa a gerenciar a forma como está sendo cuidado pela equipe assistencial e interdisciplinar.

Para auxiliar na obtenção de resultados favoráveis, é necessário estabelecer relação de confiança com o paciente através de iniciativas, como as que seguem:

- Criar uma atmosfera de confiança no momento de pactuar decisões, proporcionar escuta ativa e comunicação não verbal que crie um ambiente de confidencialidade;
- Pesquisar se o paciente deseja envolver-se nas decisões clínicas e conhecer que tipo de informação o paciente deseja receber;
- Discutir com o paciente seus medos, prioridades e expectativas;
- Expor as opções terapêuticas para que o mesmo possa auxiliar na tomada de decisão. Estas informações devem ser transmitidas de forma compreensível, sem jargões médicos, com auxílio de desenhos no papel se necessário;
- Obter *feedback* do paciente a fim de reconhecer se os esclarecimentos dados foram satisfatórios;
- Estabelecer a melhor decisão com o paciente e, se não houver urgência, permitir um tempo para que o mesmo reflita.

Entendemos que a avaliação dos resultados da assistência ao paciente é fundamental para justificar as ações implementadas e permitir as adequações necessárias.

Enquanto o monitoramento é um processo contínuo, a avaliação dos resultados consiste em verificar se os programas implantados estão sendo alcançados e os resultados esperados. No Monitoramento, identificamos os desvios na execução do plano de cuidados e das atividades propostas fornecendo as ferramentas para realização da avaliação. Já a avaliação de resultados possibilita a implantação de ações corretivas para o ajuste ou replanejamento do plano estabelecido.

O resultado da terapêutica do paciente sofre influência da estrutura, dos processos de trabalho, dos recursos e do meio ambiente. Por entender que tais influências repercutem no bem-estar dos pacientes e auxiliam o seu tratamento, no HAOC os ambientes foram planejados e adequados para oferecer acolhimento e bem-estar aos pacientes e seus familiares.

Nos setores onde são atendidos os pacientes ambulatoriais, como Hemodiálise e Radioterapia, as salas foram decoradas com temáticas que estimulam um ambiente acolhedor, com frases de apoio escritas nas estruturas de vidro do setor.

O HAOC criou uma Unidade denominada Cuidado Integrado Paciente e Família, a qual conta com a sala da família, um ambiente totalmente estruturado para acolher os familiares. Nesse espaço, é possível desenvolver atividades de interação e relaxamento. Nesse contexto, a satisfação do cliente está inserida no resultado e também é mensurável através das respostas analisadas através das pesquisas de satisfação.

Ao contrário do monitoramento, que avalia se os processos implementados estão sendo executados como demandam os protocolos, a avaliação dos resultados aponta atingimento ou não da meta do cuidado estabelecida através do planejamento assistencial, ou seja, reflete com eficácia se o cuidado que foi planejado para o paciente foi ao encontro das suas necessidades e se a meta estabelecida foi de fato alcançada.

A avaliação de resultados permite avaliar um cenário assistencial complexo e identificar nele falhas que devem ser ajustadas à realidade atual; no entanto, os líderes e equipes precisam estar preparados para acompanhar as mudanças. Tais resultados, devem traduzir a eficiência da assistência prestada.

A utilização de indicadores assistenciais como ferramenta para o planejamento e avaliação dos processos que norteia as práticas de saúde, e um dos caminhos para novas estratégias de melhoria no contexto do cuidado.

O processo de avaliação de resultados no HAOC conduz as decisões para que se estabeleça um plano de cuidados que atenda às necessidades do paciente e corresponda às suas expectativas em termos de acolhimento, qualidade e segurança. Trata-se de um processo essencial que exige seriedade na construção dos indicadores, na escolha e no uso das ferramentas que expressam os resultados da prática assistencial e, assim, direcionar os processos que necessitam de intervenção. Podemos concluir que a avaliação de resultados é de fundamental importância no contexto assistencial.

■ REFERÊNCIAS BIBLIOGRÁFICAS

1. Acta Paul Enferm 2009;22(Especial - 70 Anos): 872-4. Autor Correspondente: Antônio Fernandes Costa Lima. Av. Prof. Lineu Prestes, 2565 - Cidade Universitária - São Paulo - SP – Brasil CEP. 05508-000 E-mail: tonifer@usp.br
2. Donabedian A. The epidemiology of quality. Inquiry 1985; 12. 19. Acurcio FA. Avaliação da qualidade de serviços de saúde. Saúde em Debate 1991 dez; 33: 50-3.
3. Identificação dos critérios de avaliação de resultados do serviço de enfermagem nos programas de acreditação hospitalar. Rev Latino-am Enfermagem, 2006julho-agosto;14(4):540-5. Disponível em: www.eerp.usp.br/rlae.
4. Feldman LB. Análise dos critérios de avaliação do serviço de enfermagem adotados nos processos de acreditação institucional. [Dissertação]. Guarulhos (SP): Universidade Guarulhos (UnG); 2002.
5. Cypriano AS.Qualidade hospitalar-estudo de caso em hospital acreditado pelo CQH - programa de controle de qualidade hospitalar. [dissertação]. São Paulo (SP): Faculdade de Saúde Pública/USP;
6. Feldman LB. Análise dos critérios de avaliação do serviço de enfermagem adotados nos processos de acreditação institucional. [dissertação]. Guarulhos (SP): Universidade Guarulhos (UnG); 2002.
7. Donabedian A. Evaluation de la calidad de la atención médica. In: White KL, editor. Investigaciones sobre servicios de salud: una antologia. Washington (USA): Organización Panamericana de la Salud: OPAS-Public; 1992. p. 382-404.
8. Donabedian A. La calidad de la atención médica: definición y métodos de evaluación. México: La Prensa Médica Mexicana, 1980.
9. Escrivão JRA. Uso de indicadores de saúde na gestão de hospitais públicos da região metropolitana de São Paulo: relatório de pesquisa. São Paulo (SP): Fundação Getulio Vargas, Escola de Administração de Empresas de São Paulo; 2004.
10. Novaes HM. Programas de garantia de calada a través de la accreditación de hospitales em Latino América y el Caribe. Salud Publica Mex 1993; 35:248-58.

11. Adami NP, Yoshitome AY. Métodos de avaliação de resultados da assistência de enfermagem. Rev Bras Enfermagem 2003 janeiro-fevereiro; 56(1):52-6.
12. Feldman LB. Como alcançar a qualidade nas instituições de saúde. Critérios de avaliações, procedimentos de controle, gerenciamento de riscos hospitalares até a certificação. São Paulo (SP): Martinari; 2004.
13. Donabedian A. The seven pillars of quality. Arch Phatol Lab Med 1990; 14. 21. Vuori HA. Qualidade da saúde. Cad Ciência Tecn: Saúde em Debate 1993 fev; 3: 17-25.

Reintegração e Readaptação

Ariude Silva Arcanjo, Cristiane Talala, Fatima
Silvana Furtado Gerolin, Luciana Mendes Berlofi

■ HOSPITALIZAÇÃO

Para que o processo de reintegração e readaptação tenha o resultado esperado, é imprescindível que aspectos educacionais e sociais permeiem esse momento, buscando sempre a autonomia e a máxima independência do paciente e família, com relação à assistência prestada no ambiente hospitalar.

Conforme definido no Capítulo 2, a hospitalização de um paciente tem como principal objetivo a intervenção de saúde para recuperação de um problema. Esse problema pode ser agudo ou crônico, limitante ou incapacitante, previamente conhecido ou desconhecido. Independentemente de sua característica, todo problema de saúde apresenta alto impacto na rotina de vida do paciente que sofrerá mudanças momentâneas ou, em algumas situações, definitivas. Sendo assim, a equipe assistencial que cuida desse paciente, enquanto hospitalizado ou mesmo em situações ambulatoriais de atendimento, tem como papel fundamental promover a melhora clínica do paciente buscando a sua reintegração na sociedade o mais rapidamente possível[1]. Neste contexto amplo em que estão inseridos o paciente e a família no período de hospitalização, a instituição de medidas visando sua reintegração e readaptação torna-se um ponto crucial.

O paciente e seus familiares, ao ingressarem em um hospital, trazem consigo, além da vulnerabilidade que nem sempre é admitida abertamente, sentimentos de ansiedade, medo, insegurança e dor. Suas expectativas, quase sempre, estão relacionadas com o resultado final da intervenção terapêutica e do tratamento em si. Aqueles que já passaram por algum processo de hospitalização referem que a excelência técnica e a eficiência assistencial são condições elementares de um serviço de saúde. Contudo, comentam que o que fez a diferença do atendimento foram aspectos como: antecipação de suas necessidades; ser ouvido e tratado com respeito e gentileza; reconhecer o profissional que coordena seu plano de cuidado; receber informações com honestidade e participar das decisões[2].

Na medida em que o indivíduo necessita de uma intervenção de saúde que o coloque em uma situação de hospitalização, de certo modo, ele é involuntariamente afastado de suas atividades rotineiras e do convívio social habitual. Inevitavelmente, as dimensões psicobiológicas e psicossociais sofrem influência dessa ruptura de padrão de vida alterada, principalmente em decorrência do afastamento da rotina familiar, social e de trabalho. Quanto mais simples e rotineira for a atividade suspensa, maior o impacto que este indivíduo irá sofrer nas suas atividades diárias. No entanto, estas acabam sendo valorizadas apenas quando percebida a dificuldade ou a impossibilidade de sua execução.

Quando um indivíduo é internado para ser submetido a um procedimento cirúrgico, como, por exemplo, correção de fratura do braço direito, a sua recuperação pressupõe a interrupção temporária do membro afetado, consequentemente terá dificuldade para escrever, se vestir, se alimentar, entre outras atividades rotineiras.

Ao ser hospitalizado ou submetido a uma intervenção de saúde, o indivíduo imediatamente passa a se reconhecer e a ser reconhecida como paciente e por este fato, adquire uma característica importante que é a da vulnerabilidade. Essa vulnerabilidade, mesmo que momentânea, está associada à saída de seu próprio ambiente, e a entrada em um ambiente no qual se torna sujeito de um cenário pouco conhecido. Por mais simples que seja a intervenção de saúde, a incerteza dos resultados ou do cessar de uma condição de desconforto, como, por exemplo, a dor, implica grande fragilidade emocional e física para si e seus familiares[3].

Nesse contexto, o HAOC estabeleceu padrões baseados em protocolos assistenciais abrangentes para a assistência de pacientes vulneráveis, onde é levada em consideração toda fragilidade existente em situações especiais, que demandam uma assistência personalizada, principalmente quando estamos falando de pacientes idosos, pacientes que demandem assistência psiquiátrica ou com déficit motor. Essas condições demandam cuidados adicionais quando comparados a pessoas que não apresentem tais fatores.

Como exemplo de políticas e protocolos adotados pelo HAOC, podemos citar: Política de Cuidado ao Idoso, Protocolo de Gerenciamento da Dor, Protocolo de Atendimento de Cuidados a Pacientes Vulneráveis, e Protocolo Gerenciado: assistência a pacientes com risco de agressão a si e a terceiros, entre outros. Esses protocolos são aplicados por todas as categorias profissionais que prestam assistência direta ao paciente. O treinamento e a divulgação dessas práticas são necessários para que ocorra a uniformização dos cuidados e atenção voltada para estas condições.

No caso do HAOC, o modelo de atenção médica é pautado no Corpo Clínico aberto, ou seja, os médicos não fazem parte do corpo funcional da instituição, sendo necessária constante divulgação dos protocolos estabelecidos para que todos sigam os mesmos cuidados.

Devemos interpretar o indivíduo além da sua condição clínica, compreendendo, sobretudo, transformações que a doença, a hospitalização ou sua nova condição de saúde que impactarão na sua vida pessoal nessa nova fase. A equipe assistencial terá papel fundamental para subsidiá-lo em seu retorno às suas atividades interrompidas, mesmo com limitações impostas pelo desequilíbrio saúde-doença.

▄ PAPEL DA EQUIPE ASSISTENCIAL

A equipe assistencial não está restrito à execução de técnicas ou procedimentos com o mais alto nível de qualidade e segurança, seu papel é muito mais amplo e significativo, responsabiliza-se por propor uma ação de cuidado abrangente, que implica, entre outros aspectos, desenvolver um relacionamento saudável e confiante com o paciente e seus familiares.

▄ ASSISTÊNCIA DE QUALIDADE É TAMBÉM AQUELA QUE RESPEITA PROFUNDAMENTE A DIGNIDADE DE CADA PESSOA, ATENTANDO PARA AS NECESSIDADES DA MENTE, CORPO E ESPÍRITO

Quando a equipe assistencial consegue colocar o paciente e seu familiar verdadeiramente como o foco da atenção, buscando entender as suas reais e complexas necessidades, pode-se dizer que o relacionamento terapêutico aconteceu. O relacionamento terapêutico praticado com consciência é capaz de criar autênticos ambientes de cuidado e de cura, e esses esforços, visivelmente, afetam os profissionais, a prática assistencial, o espaço físico e, principalmente, o paciente e seu familiar[3].

Para explicarmos o que é o Relacionamento Terapêutico é fundamental apresentar brevemente a fundamentação da teoria de Jean Watson, teorista de enfermagem, a qual pressupõe três grandes conceitos que se interligam entre si: relação de cuidado transpessoal, cuidado ocasional e de momento e outros fatores relacionados ao cuidado. Cuidado transpessoal foi originalmente definido por Watson, como uma "relação de humano para humano". Essa relação conota uma alta consideração para a pessoa como um ser integral e total, ou melhor, como "ser no mundo". Esse cuidado permite o contato com o mundo subjetivo de pessoas, através de direções físicas, mentais e espirituais, ou da combinação destas[4].

Ao buscarmos o bem do outro devemos respeitar seus princípios e procurar conhecer o ser humano com quem estamos nos relacionando, isto é, fazer parte do mundo interior do outro. Para tanto, a relação interpessoal e a interação devem estar livres de estímulos nocivos, preconceitos e estereótipos, levando a uma aceitação mútua dos mundos interiores e da história de vida de cada ser. Assim, quando essa relação ocorre dentro de um cuidado consciencioso, a pessoa que presta os cuidados entra no espaço de vida da outra pessoa e torna-se capaz de detectar suas necessidades[5].

O relacionamento terapêutico constitui-se em uma tecnologia de cuidado de Enfermagem que permite o entendimento das experiências de vida do paciente, o estímulo à sua participação na tomada das decisões terapêuticas e o reconhecimento de paciente e enfermeiro enquanto seres humanos dotados de saberes próprios, limitações pessoais e potencialidades[6]. Apesar dessa teoria e da descrição sobre Relacionamento Terapêutico ser encontrado na literatura, principalmente na área de Enfermagem, não temos dúvida que a mesma se aplica a todas as categorias profissionais. Visto toda a condição de vulnerabilidade do paciente, nem sempre ele consegue manter atenção consistente e compreender todas as etapas do seu processo de recuperação ou mesmo o planejamento de cuidados planejado pela equipe assistencial.

O papel da equipe assistencial, que no HAOC pressupõe a multidisciplinaridade, é, sobretudo, compreender a condição do paciente e da família, educando-os para o autocuidado construindo o seu conhecimento com informações pontuais e essenciais para cada momento de sua recuperação, fornecendo subsídios que irão nortear a sua trajetória enquanto institucionalizado até a alta hospitalar.

ALTA HOSPITALAR

A alta hospitalar está associada ao sentimento ambíguo para o paciente e a família. Ao mesmo tempo em que significa uma conquista, também impõe incertezas, medos e ansiedade, relativos à transferência do hospital para casa. Esse é mais um motivo que reforça a recomendação de se iniciar o planejamento da transição hospital-domicílio no momento da admissão na instituição hospitalar, pois além de manter a esperança do paciente por dias melhores ele consegue ir, pouco a pouco, se adaptando a essa nova condição[7].

Independentemente do tempo planejado para uma hospitalização, tão importante quanto a internação em si é o momento da alta hospitalar. Este é caracterizado por muitas dúvidas, em relação ao seu seguimento assistencial, quando já não estiver mais dentro do hospital e tiver que retomar a sua rotina fora da área hospitalar. Esse processo entre internação e alta pode eventualmente exigir flexibilidade e capacidade de adaptações por parte do paciente e da família em decorrência de perdas funcionais nunca antes experimentadas.

Não é raro depararmos com pacientes que saem com incapacidades ou fatores limitantes até para o convívio social, onde seus familiares ao perceberem essa nova condição percebem que aquele indivíduo já não mais terá as mesmas condições que tinha antes do evento que o trouxe à hospitalização. No HAOC, levamos em consideração esses fatores e respeitamos o momento correto para iniciarmos a abordagem e preparação para a alta hospitalar visando minimizar o impacto que essas alterações irão ocasionar no ambiente do paciente e de sua família, utilizando como ferramenta: o plano de alta hospitalar.

Utilizado como roteiro sistematizado, o plano de alta hospitalar é constituído de atividades de ensino e avaliação do entendimento do paciente para uma vida independente. Um sumário de alta pode ser preparado pelo enfermeiro, contendo um resumo conciso e instrutivo sobre as condições do paciente, com ênfase na sua aprendizagem prévia além de sua família. Uma cópia desse sumário pode ser dada para o paciente ou cuidador para ser utilizado como guia ou lembrete dos cuidados a serem realizados na vida diária.

O plano de alta é uma ferramenta para garantir a continuidade do cuidado após a hospitalização, a sua aplicação é parte integrante do processo educativo, incluindo orientações ao paciente e à família acerca do que necessitam saber e compreender, considerando-se os aspectos biopsicossociais e espirituais.

Nesse contexto, considera-se o tema ainda um grande desafio para os enfermeiros, pois se entende que uma assistência de qualidade deve estar pautada em competências técnico-científicas e ser isenta de riscos aos pacientes, familiares, profissionais e instituições[8].

Confirmando a compreensão do paciente através do método de *teach-back* como ferramenta é o passo mais importante na comunicação eficaz no processo educativo. Com esse método, os pacientes são convidados a repetir o que eles entendem a partir das instruções realizadas. A aplicação dessa técnica simples é defendida como um dos meios mais eficazes e seguros[9].

A adaptação e a aceitação de uma nova condição física, mental e social exigem esforço bem como comunicação efetiva e honesta com todos envolvidos nesse processo de readaptação. É essencial que a equipe de saúde multiprofissional planeje e execute as ações educativas, nas quais o enfermeiro atua como facilitador e interlocutor para o paciente e essa equipe.

Para envolver e estimular a participação do paciente em seu processo de readaptação e reintegração é importante informá-lo precisamente sobre o que esperar dia a dia no processo de recuperação, além de apontar aspectos ou condições que não são desejadas e que demandam avaliação de profissional especializado.

Ao passo que o paciente tem conhecimento sobre o que esperar de determinado momento de sua recuperação, ao colocar atenção neste conhecimento, automaticamente, passa a ser sujeito ativo e interativo desse processo.

Nem sempre o paciente está em condição física ou emocional para participar do seu plano de cuidado. Nessas situações, é essencial que um familiar ou pessoa de confiança do paciente possa assumir esse papel. No HAOC, temos também recursos profissionais de empresas que podem ser contratadas para essa finalidade, como é o caso das empresas de *Home Care*.

Assim, é indispensável que as orientações sejam feitas também para os familiares ou cuidadores presentes, para que participem do processo de recuperação do doente. A alta hospitalar gera para a família um sentimento ambíguo, ou seja, ao mesmo tempo em que se sente feliz e aliviada por ver seu ente voltando para casa, sente medo e insegurança de cuidar do mesmo, muitas vezes pela mudança no estilo de vida que a própria doença impõe à família. Saber como o doente e os familiares percebem a alta fornece subsídios ao enfermeiro para um preparo adequado desses pacientes[10].

A participação diária nas discussões sobre planos e metas de cuidado é uma estratégia para estimular a participação e a apropriação do paciente no seu processo de recuperação. A intenção desse envolvimento não objetiva permitir ao paciente interferir em questões técnicas assistenciais inerentes ao processo de trabalho dos diversos profissionais envolvidos no cuidado, mas sim, aproximar o paciente da sua própria condição por meio da disseminação de informações. A partir do momento que o paciente compreende o que esperar de cada momento de sua recuperação ou a importância de determinados procedimentos, que quase sempre são completamente desconhecidos e que podem até provocar medo, ele se compromete a coparticipar e se identifica como sujeito ativo e não mais apenas como paciente.

A ansiedade e o desejo de ir para casa levam à falta de concentração por parte do paciente ou cuidador e à ineficácia da orientação para a alta. Assim, justifica-se o fato de que as orientações devem ser realizadas de forma progressiva e não apenas no dia da alta[11].

O envolvimento do paciente ou de um familiar no plano de cuidados é essencial para o planejamento e preparação da desospitalização, etapa final do processo de reintegração. No entanto, a reintegração só será uma condição aceitável a partir do momento em que o paciente apresenta condições mínimas de readaptação nessa nova condição de vida.

▀ TEORIA DO AUTOCUIDADO

É pautado nesses conceitos que o Modelo Assistencial Hospital Alemão Oswaldo Cruz® adota a Teoria do Autocuidado, de Dorothea Elizabeth Orem, como um dos referenciais teóricos do modelo. Segundo Orem, o autocuidado é o conjunto de ações que o ser humano desenvolve consciente e deliberadamente, em seu benefício, no sentido de promover e manter a vida, o bem-estar e a saúde. A capacidade do indivíduo para o autocuidado, habilidade de executar essas ações, apesar de estar sujeita a alguns fatores, como idade, experiências de vida, valores e crenças, pode ser aprendida[12].

A Teoria do Autocuidado, assim como o Modelo Assistencial Hospital Alemão Oswaldo Cruz®, pressupõe que o indivíduo seja sujeito ativo na identificação das necessidades e participação de ações de cuidado de sua própria saúde. Acredita-se que a participação do indivíduo e/ou familiares no processo de tomada de decisões acerca do tratamento e plano de cuidados é o caminho para incentivar a independência e autonomia do indivíduo. Quando internado, a busca do paciente por essa independência é essencial para o processo de recuperação, pois, tão importante quanto o momento de internação, é o momento da alta. Pouco a pouco, na medida em que se trabalha o autocuidado e a autonomia, o paciente e os familiares envolvidos nesse processo de readaptação, conquista independência segura e consistente da relação equipe assistencial/paciente. A equipe assistencial multiprofissional conquista a condição de trabalhar com o paciente e não mais para o paciente e, muito provavelmente neste momento, o paciente está pronto para receber alta[13].

No entanto, para chegar nessa condição de coparticipação e corresponsabilidade sobre o processo de cuidar, é preciso que o momento e a condição da alta do paciente sejam o foco de todos os envolvidos. O processo de educação e consolidação de conhecimento é dinâmico, requer tempo e precisa ser contínuo. Nesse sentido, a educação e o preparo para a alta devem ter início no momento da internação do paciente, desvendarem-se por todo o tempo de hospitalização e serem rememorados no dia da alta. Manter o foco na educação e no estímulo ao autocuidado do paciente deve ser foco diário da atenção da equipe multiprofissional. Esta não é tarefa simples. A equipe assistencial, frequentemente, cuida de pacientes com múltiplas doenças crônicas e com necessidades que requerem intervenção imediata ou em curto espaço de tempo. Assim, desenvolvem uma atuação que tende a priorizar aspectos imediatos da assistência.

Apesar de ser um processo multiprofissional, o enfermeiro tem papel fundamental na identificação das necessidades do paciente, na educação dos familiares e, portanto, coordenação do planejamento da alta. Cabe a esse profissional identificar se o paciente apresenta capacidade ou condições para o autocuidado ou mesmo um familiar que possa apoiar o paciente a seguir o plano de cuidados de alta[14].

PLANO DE CUIDADOS DE ALTA

Elaborar um plano de cuidados de alta é essencial para que o paciente e/ou familiares consigam seguir com o processo de Readaptação e Reintegração. Esse plano tem como principal objetivo educar paciente e familiar sobre como seguir com o plano de cuidado em casa, após a alta do paciente e sem apoio diário da equipe assistencial. A implementação precoce de um plano de alta impacta positivamente nos importantes aspectos: melhora dos resultados clínicos do paciente após a alta; redução de readmissões em 30 dias, redução do tempo de internação e redução dos custos em saúde[14].

Sendo assim, a educação do paciente, o estímulo para o autocuidado e o seu envolvimento no plano de cuidado e de alta deve ser prioridade da equipe assistencial. Recomenda-se que o registro deste plano ocorra em local de acesso comum a todos os membros da equipe para que a comunicação seja efetiva e atualizada.

Para se elaborar um plano de alta consistente, informações sobre a condição de saúde e de vida prévia a internação também devem ser coletadas, como por exemplo, internações e reinternações anteriores, motivos das internações, uso habitual de medicamentos.

Algumas respostas podem ser norteadoras de uma necessidade maior de educação e envolvimento do paciente, principalmente, se for identificado reinternações frequentes por baixa adesão aos regimes terapêuticos e planos de cuidados anteriormente propostos. A estas, serão associadas algumas informações das condições vivenciadas durante a internação e a previsão de problemas que poderão acontecer no domicílio e como solucioná-los.

O planejamento da alta pode ser estruturado em quatro fases: o conhecimento das necessidades dos doentes que irão ter alta; o desenvolvimento de planos de altas pertinentes; a implementação dos planos elaborados e a avaliação dos resultados obtidos. Assim, acredita-se que o planejamento de alta como método estruturado e sistemático, além de todos os benefícios já comentados previamente, permite ao paciente reassumir a sua vida social e facilitar a rápida transição do meio hospitalar para a comunidade, tendo em conta as expectativas e as possibilidades de cada indivíduo[15].

O paciente estará apto para receber alta, do ponto de vista de educação, quando tiver domínio de informações sobre alguns processos. Entre esses processos, estão: estrutura de apoio, informação sobre medicação e preparação para reintegração[15].

Na "estrutura de apoio", o paciente e/ou familiar precisa estar seguro sobre a preparação do seu ambiente domiciliar para recebê-lo nessa nova condição, por exemplo, orientar sobre equipamentos especiais e onde adquiri-los. Ainda nesse aspecto, são trabalhadas as estruturas e os serviços de apoio no caso de alguma necessidade especial. São tratadas questões de serviços de referências e em que situação se deve procurá-los.

Nas "informações sobre medicamentos" é orientado ao paciente o manejo dos habituais e dos novos medicamentos nessa nova condição de saúde. São abordados aspectos de reações adversas, horários de administração, relevância da adesão ao tratamento e interações medicamentosas.

Em preparação para Reintegração e Readaptação são abordados aspectos sobre a retomada das atividades habituais e pontos de atenção e de mudança de rotina. É importante abordar sobre mudanças comportamentais e possibilidade de alterações de hábitos.

Nessa etapa, o apoio familiar é essencial, sobretudo em casos em que o paciente não consegue assumir plenamente sua capacidade para o autocuidado. São também trabalhadas informações sobre o que está por vir, como por exemplo, onde encontrar ajuda em caso de dor ou febre, a quem recorrer caso perceba que algo não está indo bem e que irá cuidar dele em casa no momento de sua recuperação.

Os processos assistenciais são dinâmicos, sendo assim, é essencial que toda a abordagem com o paciente e familiar esteja registrada no prontuário do paciente, incluindo os aspectos sobre o processo educado, as pessoas envolvidas na educação, quantidade de vezes em que o tema já foi trabalhado, se houve disposição para o aprendizado e se o tema foi assimilado.

■ REGISTRO NO PRONTUÁRIO

O registro em campo comum, neste caso, no prontuário do paciente, além de atender uma questão legal de direito do paciente, facilita a comunicação entre todos os membros da equipe. O registro de todas as informações coletadas e orientações trabalhadas facilitam a sequência do cuidado, uma vez que se pode recorrer a essas informações sempre que necessário. No entanto, é importante que haja consenso entre a equipe em não buscar a mesma informação com o paciente em ocasiões diversas, exceto em situações de dupla checagem para garantir a segurança da informação. Assim, garantimos segurança e tranquilidade ao paciente em relação aos processos de comunicação e coesão entre todos os membros da equipe.

ACOMPANHAMENTO PÓS-ALTA

É, portanto, por acreditar na importância da Reintegração e Readaptação do paciente em seu ambiente, que o HAOC tem como prática o acompanhamento pós-alta, como já citado no Capítulo 5. Os profissionais responsáveis pela assistência elegem os pacientes que serão acompanhados, sendo que no momento da alta hospitalar, este profissional fornece ao paciente e seus familiares ou cuidador, impresso contendo as orientações realizadas.

Os critérios estabelecidos no HAOC para o contato pós-alta são: pacientes submetidos à realização de ostomia e/ou transplante, pacientes que receberam alta com curativos especiais (lesão por pressão, fístulas cutâneas, deiscência, entre outros), presença de drenos, sonda para suporte nutricional (gastrostomia, jejunostomia), sonda vesical de demora, cistostomia e cateter venoso central.

O contato telefônico é a ferramenta utilizada para todos os pacientes que se inserem nos critérios estabelecidos pela instituição oferecendo apoio e orientações necessárias para garantir a segurança e o correto entendimento para o autocuidado. Essas ligações ficam registradas em prontuário eletrônico pelo profissional da equipe multiprofissional de referência, conforme preconizado no sistema *Primary Nursing*, adotado na instituição.

Esse acompanhamento é realizado de forma multiprofissional, sendo opcional qual o profissional de referência que fará esse contato. A definição de qual profissional será responsável pelo acompanhamento dependerá da maior necessidade percebida durante o período de internação, podendo ser pelo enfermeiro, nutricionista, fisioterapeuta ou farmacêutico. O primeiro contato ocorre nos primeiros 3 a 5 dias após a alta hospitalar e a duração do acompanhamento vai depender do motivo desse contato.

Como exemplo, podemos citar situações nas quais o paciente iniciou o uso de medicamento anticoagulante durante a internação. Nesse caso, o farmacêutico será o profissional referência para o contato pós-alta.

Por muitas vezes, o contato com esses pacientes permite o estreitamento da relação paciente e equipe, de modo a evitar complicações e reinternações, esclarecendo dúvidas e auxiliando pacientes e familiares.

■ REFERÊNCIAS BIBLIOGRÁFICAS

1. Foust JB. Discharge planning as part of daily nursing practice. Appl nurs Res. 2007;20(2):72-7.
2. Koloroutis M. relationship-based care: A model for transforming practice. Creative Health Care Management, 2004.
3. Backes DS, Lunardi WDF, Lunardi Vl. Humanização hospitalar: percepção dos pacientes. 2005; 27(2): 103-107.
4. Watson J. The philosophy and science of caring. Denver: Associated university Press, 1985. Mimeografado.
5. Watson J. Theory of human caring in action. Denver: university of Colorado, 1996. Mimeografado.
6. Decesaro MN, Oliveira NlB, Waidman MAP. Os fatores cuidativos de Watson na ótica de docentes de enfermagem [Watson's caring-healing factors – a nursing professors' view] Cogitare Enferm., Curitiba, v.4, n.2, p.28-35, jul/dez. 1999.
7. Pagliarini FC, Perroca MG. Uso de instrumento de classificação de pacientes como norteador do planejamento de alta de enfermagem. Acta Paul enferm. 2008; 21(3):393-7.
8. Pompeo DA et al. Atuação do enfermeiro na alta hospitalar: reflexões a partir dos relatos de pacientes*. Acta paul. enferm., São Paulo, v. 20, n. 3, p. 345-350, Sept. 2007. Disponível em: <http://www.scielo.br/scielo.php?script=sci_arttext&pid=S0103-21002007000300017&lng=en&nrm=iso>. access on 28 Feb. 2016. http://dx.doi.org/10.1590/S0103-21002007000300017).
9. Kripalani S, Jackson A, Schnipper Jl, Coleman et al. Promoting effective transitions of care at hospital discharge: A review of key issues for hospitalists J Hosp Med. 2007 Sep;2(5):314-23. Article first published online: 12 oCT 2007.

10. Dantas RAS, Stuchi RAG, Rossi IA. A alta hospitalar para familiares de pacientes com doença arterial coronariana. rev esc enfermagem uSP. 2002;36(4):345-50.
11. Potter PA, Perry AG. Fundamentos de enfermagem. 5ª ed. Rio de Janeiro: Guanabara Koogan; 2004. p. 394-421.
12. Orem DE . Nursing concepts of pratice. 5th ed. St. Louis: Mosby-Year Book; 1995.
13. Silva IMG. Breve reflexão sobre autocuidado no planejamento de alta hospitalar pós-transplante de medula óssea (TMo): relato de Caso. Rev latino-am enfermagem. 2001 julho; 9(4):75-82.
14. Suzuki VF, Carmona EV, Lima MHM. Planejamento da alta hospitalar do paciente diabético: construção de uma proposta. Rer. Esc. Enferm USP. 2011; 45(2):527-32.
15. Ferreira PI, Mendes AP, Fernandes IR, Ferreira RR. Tradução e validação para a língua portuguesa do questionário de planejamento da alta (Prepared). Rev. Enf. Ref. 2011 dez; 3(5). Coimbra.

Comunicação

Andréa Diogo Sala, Denise Souza Amorim

A palavra comunicar vem do latim *comunicare*, que significa "partilhar algo, pôr em comum". O processo comunicativo implica a emissão de sinais com a intenção de dar a conhecer uma mensagem, e para que a comunicação seja bem-sucedida, o receptor deve ser capaz de decodificar a mensagem e de a interpretar. O processo reverte-se assim que o receptor responde e passa a ser o emissor[1].

O ser humano têm na comunicação um ato próprio da atividade psíquica, que deriva do pensamento, da linguagem e do desenvolvimento das capacidades psicossociais de relação. A troca de mensagens, que pode acontecer de modo verbal ou não verbal, permite ao indivíduo influenciar os demais e também ser influenciado[1].

Na área da saúde, a comunicação é definida como a utilização de estratégias para informar e influenciar as decisões dos indivíduos e das comunidades no sentido de promoverem a sua saúde[2]. A comunicação é um processo que determinará a percepção de qualidade do paciente e influenciará sua adesão ou não à terapia e aos cuidados propostos pela equipe.

Os profissionais de saúde precisam possuir a informação e o domínio sobre o que querem comunicar, a intenção, a emoção e o que pretendem quando se aproximam do paciente e seus familiares[3].

A informação transmitida no processo de comunicação precisa ser clara, concreta, uniforme e, devemos ter em mente que o processo comunicativo envolve certificarmo-nos de que a informação transmitida foi compreendida exatamente da maneira como pretendíamos.

Comunicar não implica apenas as palavras expressas para a outra pessoa, isto é, a comunicação verbal. Toda comunicação humana, face a face, interpessoal, também se faz através da comunicação não verbal, ou seja, de todas as formas de comunicação que não envolve diretamente as palavras[3].

A comunicação não verbal é a comunicação que é feita com sinais não verbais, envolve os gestos, a expressão facial, os movimentos do corpo. Possui significados diversos em cada cultura, pois ela transmite crenças e valores comuns à determinada comunidade e população[4].

Um dos pilares do Modelo Assistencial Hospital Alemão Oswaldo Cruz® é a Comunicação, a qual permeia todas as fases do Modelo e cuja importância na área da saúde, sua classificação e sistematização são discutidas neste capítulo. Apresentamos aqui também como a Comunicação acontece no HAOC.

A Comunicação está presente em todas as etapas do atendimento ao paciente, desde o contato telefônico para agendamento e orientações sobre exames, realizados ambulatorialmente, até o contato pós-alta. Sendo assim, é essencial que haja uniformidade na abordagem ao paciente e família em todas as áreas assistenciais, administrativas e de apoio, bem como no *Call Center*, em todas as recepções, ambulatórios e laboratórios do hospital.

COMUNICAÇÃO EM SAÚDE

Não existe discurso de qualidade ou de humanização que se sustente se não colocarmos a atenção na nossa comunicação verbal e não verbal; se não tivermos a intenção de sermos mais inteiros quando estamos com as pessoas[3].

A importância dos processos de comunicação em saúde é dada pelo seu caráter[2]:

- Transversal – as várias áreas e contextos de saúde, quer nos serviços de saúde, quer na comunidade;
- Central – na relação que os profissionais de saúde estabelecem com os pacientes no quadro da prestação dos cuidados de saúde;
- Estratégico – relacionado com a satisfação dos pacientes.

Os processos de informação e comunicação em saúde têm importância crítica e estratégica porque podem influenciar significativamente a avaliação que os pacientes fazem da qualidade dos cuidados de saúde, a adaptação psicológica à doença e os comportamentos de adesão medicamentosa e comportamental[2].

Grande parte da avaliação que os pacientes fazem da qualidade dos cuidados de saúde prestados pelos profissionais se dá pela avaliação que fazem das competências comunicacionais com os quais interagiram[2].

Os processos da adaptação psicológica às doenças podem ser influenciados pela comunicação, por exemplo, como no controle do estresse ligado ao adoecer, que pode ser influenciado positivamente pela transmissão de informação adequada (formatada ou personalizada) às necessidades daquela pessoa naquele momento, o que poderá influenciar o modo como ela se confronta com os sintomas da doença e se relaciona com os próprios profissionais de saúde[2].

A comunicação também pode influenciar os comportamentos de adesão às recomendações de saúde (adesão medicamentosa e a exames para rastreio, diagnóstico e/ou controle de doenças, bem como a medidas terapêuticas e de reabilitação), desenvolvimento de autocuidado na doença crônica e adesão a comportamentos preventivos relevantes para reduzir riscos para a saúde[2].

■ COMUNICAÇÃO MULTIPROFISSIONAL

Um aspecto importante é a comunicação multiprofissional, pois se faz necessário que a informação de diferentes equipes seja uniforme ao plano de cuidado traçado.

A evidência da necessidade de um fluxo que garanta que esse processo ocorra foi demonstrada por uma pesquisa realizada nos Estados Unidos, em oito unidades de cuidados clínicos cirúrgicos de quatro diferentes hospitais, que analisou qualitativamente as informações contidas no prontuário. Os autores observaram que a enfermagem concentrava todas as informações pertinentes ao cuidado do paciente, e as demais equipes interdisciplinares desconheciam os cuidados prestados, as intervenções e observações dessa equipe. Esses achados foram relacionados ao modo de contato utilizado pelos membros da equipe interdisciplinar, e também observaram que os registros da equipe interdisciplinar não se comunicavam[5].

Visita multiprofissional na unidade de terapia intensiva

As visitas multiprofissionais permitem que as disciplinas trabalhem em conjunto, cada uma com sua *expertise*, visando coordenar o cuidado ao paciente, determinando as prioridades, estabelecendo objetivos diários e planejando a transferência ou a alta do paciente.

A visita multiprofissional da UTI do Hospital Alemão Oswaldo Cruz reúne diariamente todos os profissionais envolvidos no cuidado, em um horário preestabelecido. Nesse momento, é realizada a discussão caso a caso de todos pacientes e as ocorrências desde a última visita, sendo estabelecidas as metas do cuidado e o plano terapêutico multiprofissional, de modo colaborativo e partilhando as decisões.

Essa visita segue um roteiro específico (Anexo 10.1), o qual pode ser utilizado por todos os profissionais para um melhor gerenciamento das informações do paciente.

Existe uma definição prévia dos profissionais que participam da visita, e de com o que e como devem contribuir, para que sejam objetivos e tenham o paciente como foco (Quadro 10.1).

Os resultados esperados com as visitas multiprofissionais são uma melhor comunicação e interação entre os membros da equipe, com consequente aumento da *performance*; aumento da adesão aos protocolos da instituição e das práticas baseadas em

Quadro 10.1

Competências dos profissionais na visita multiprofissional da UTI
Enfermeiro: aspectos de qualidade e segurança
Nutricionista: estratégia nutricional do paciente
Farmacêutico: interação medicamentosa e de riscos farmacológicos sobre a prescrição, verificando a reconciliação de medicamentos de uso prévio
Fisioterapeuta: aspectos de reabilitação funcional e estratégia ventilatória
Médico: liderar e coordenar a visita multiprofissional, fazendo a síntese das metas terapêuticas para o dia, registrando no roteiro específico

Fonte: Arquivo do HAOC.

evidências, buscando melhores desfechos; redução dos eventos adversos evitáveis; redução do tempo médio de internação e da taxa de mortalidade.

Visita multiprofissional nas unidades de internação

A visita multiprofissional tem por objetivo estabelecer a meta de cuidado multiprofissional, definir o plano terapêutico, aumentar a afinidade e conectividade entre a equipe, paciente e família, criar sinergismo entre as ações dos profissionais de saúde, paciente e família, e aplicar o Modelo Assistencial Hospital Alemão Oswaldo Cruz®.

A meta de cuidado multiprofissional visa proporcionar recursos para evolução clínica do paciente; trazer segurança e qualidade no atendimento ao paciente e familiar; manejar em equipe o processo de desospitalização do paciente junto à família.

A visita acontece semanalmente, com a participação dos seguintes profissionais: médico, fonoaudiólogo, nutricionista, farmacêutico, fisioterapeuta, enfermeiro, psicólogo e assistente social. As etapas e os respectivos responsáveis da visita multiprofissional estão descritos no Quadro 10.2.

A visita multiprofissional, sendo realizada de uma forma estruturada e com o empenho da equipe, pode proporcionar benefícios para o paciente e familiar, em que ações em conjunto favorecem a recuperação do paciente, e traz para a família segurança na assistência prestada ao seu familiar, princípios que vão de encontro aos valores do Modelo Assistencial Hospital Alemão Oswaldo Cruz®, que visa o paciente e a família como centro do cuidado.

■ COMUNICAÇÃO VERBAL E ESCRITA

Em termos de comunicação verbal, existem algumas metodologias desenvolvidas com estratégias para uma comunicação mais eficaz.

Sistematização da comunicação
SBAR (Situation-Background-Assessment)

Um dos métodos de comunicação verbal padronizados no HAOC é o SBAR (*Situation-Background-Assessment*).

Quadro 10.2

Etapas da visita multiprofissional nas unidades de internação

Ação	Responsável
Eleger o paciente	Médico assistente
Explicar ao paciente e família a proposta de trabalho	Enfermeiro referência
Definir os participantes necessários	Enfermeiro coordenador
Estabelecer data, hora e frequência	Médico assistente
Estudar o caso do paciente previamente ao encontro	Equipe multiprofissional de referência
Realizar uma breve introdução da história do paciente para os membros do time	Médico assistente
Fazer um resumo dos principais eventos relacionados: uso de dispositivos, medicamentos, nutrição, etc.	Equipe multiprofissional de referência
Discutir o progresso do paciente	Equipe multiprofissional de referência
Estabelecer as prioridades para serem trabalhadas no período	Equipe multiprofissional de referência
Solicitar outros profissionais que se fizerem necessários para aperfeiçoar o plano de cuidados (serviço social, capelã, psicólogo, etc.)	Enfermeiro coordenador
Estabelecer o plano de cuidados (ação, prazo e responsabilidade)	Equipe multiprofissional de referência
Implementar o plano de cuidados	Equipe multiprofissional de referência
Registrar a discussão na evolução médica	Médico assistente
Agendar próximo *feedback*	Médico assistente

Fonte: Arquivo do HAOC.

SBAR é um mecanismo fácil para lembrar o que você pode usar para estruturar conversas, especialmente as críticas, que exigem atenção e ação imediatas do médico. Ele permite a você esclarecer as informações que devem ser comunicadas entre os membros da equipe, e de que modo podem ajudar a desenvolver o trabalho em equipe e promover uma cultura de segurança do paciente[6].

A ferramenta consiste em perguntas rápidas e padronizadas dentro de quatro seções, para garantir que as informações estejam sendo compartilhadas de modo conciso e focado. Permite à equipe se comunicar de forma assertiva e eficaz, reduzindo a necessidade de repetição[6].

As etapas que devem ser seguidas no SBAR estão sintetizadas no Quadro 10.3.

Quadro 10.3

Etapas do SBAR[6]
S Situação
✓ Identifique-se, identifique a unidade, o paciente e o número do quarto; ✓ Identificar o paciente pelo nome e a razão para o seu chamado; ✓ Descreva resumidamente o problema, o que é, quando aconteceu ou iniciou, e qual a severidade.
B Antecedentes
✓ Dê razão para a admissão do paciente; ✓ Explique o histórico médico significativo; ✓ Informe os antecedentes do paciente: diagnóstico e data de admissão, os procedimentos anteriores, medicações em uso, alergias, resultados laboratoriais pertinentes e outros resultados de diagnósticos relevantes. Para isso, você precisa ter coletado informações do prontuário do paciente, folhas de fluxo e notas de evolução.
A Avaliação
✓ Sinais vitais; ✓ Padrão de contração; ✓ Impressões clínicas, preocupações (pensar criticamente ao informar o médico de sua avaliação da situação; considerar o que pode ser a razão subjacente para a condição de seu paciente; revisar os resultados de sua avaliação, consolidando com outros indicadores objetivos, tais como resultados de laboratório).
R Recomendação
✓ Explique o que você precisa – ser específico sobre o pedido e prazo; ✓ Faça sugestões; ✓ Esclareça as expectativas; ✓ Qual é a sua recomendação? O que você gostaria que acontecesse até o final da conversa com o médico? Qualquer ordem que seja dada por telefone necessita ser repetida para garantir a precisão; ✓ Documente as alterações na condição do paciente e a notificação do médico.

Fonte: Arquivo do HAOC.

Os usos e configurações recomendadas para SBAR são[5]:
- Hospitalar ou ambulatorial;
- Comunicações urgentes ou não urgentes;
- Conversas com o médico seja pessoalmente ou por telefone;
- As discussões com os profissionais da equipe de saúde;
- Passagem de plantão.

SPIKES (Setting, Perception, Invitation, Knowledge, Explore emotions, Strategy and sumary)

Em se tratando de comunicação de más notícias ou abordagem para doação de órgãos e tecidos, o HAOC adotou como metodologia de comunicação o protocolo SPIKES.

O termo má notícia designa qualquer informação transmitida ao paciente ou a seus familiares que implique, direta ou indiretamente, alguma alteração negativa na vida destes. É importante que seja definido do ponto de vista do paciente: a notícia recebida por este é considerada desagradável em seu contexto[7]. Embora normalmente associada à transmissão de diagnóstico de doenças terminais, a má notícia pode tratar também de diagnósticos que possam impactar na vida de pacientes e familiares, bem como de algum evento adverso ocorrido durante seu tratamento.

O Protocolo SPIKES descreve seis passos de maneira didática para comunicar más notícias, situações difíceis no tratamento (Quadro 10.4).

Quadro 10.4

Passos do Protocolo SPIKES[7]
S *Setting up*: preparando-se para o encontro;
P *Perception*: percebendo o paciente;
I *Invitation*: convidando para o diálogo;
K *Knowledge*: transmitindo as informações;
E *Emotions*: expressando emoções;
S *Strategy and Summary*: resumindo e organizando estratégias.

Fonte: Arquivo do HAOC.

O Quadro 10.5 sumariza um roteiro baseado no protocolo SPIKES.

Transmitir más notícias não é uma habilidade opcional, é uma parte essencial da prática profissional[8].

Quadro 10.5

Roteiro do protocolo SPIKES[8]

Etapa 1 – Planeje a entrevista e o ambiente

✓ Rever resultados de exames, tratamentos anteriores, literatura médica e informações gerais sobre o paciente;
✓ Buscar ambiente com privacidade, desligar o celular;
✓ Envolver outras pessoas se for necessário, e desejo do paciente;
✓ Sentar-se e ficar disponível para o paciente.

Etapa 2 – Descubra o quanto o paciente sabe: "Antes de contar, pergunte"

✓ Procurar saber como o paciente percebe sua situação médica;
✓ Perceber se o paciente está "negando" a doença: pensamento mágico, ou expectativas não realistas do tratamento;
✓ Moldar a má notícia para a compreensão e a capacidade de absorção do paciente.

Etapa 3 – Descubra o quanto o paciente deseja saber

✓ Procurar saber, desde o início do tratamento, se o paciente deseja informações detalhadas sobre o diagnóstico, o prognóstico e os pormenores do tratamento;
✓ Oferecer-se para responder a qualquer pergunta ou para falar com familiares e amigos.

Etapa 4 – Como transmitir as informações ao paciente

✓ Anuncie com delicadeza que más notícias estão por vir, dar tempo ao paciente para se dispor a escutá-las;
✓ Evite termos técnicos, use vocabulário ao nível de compreensão do paciente;
✓ Informe aos poucos;
✓ Evite transmitir desesperança, valorizando os cuidados paliativos, o alívio dos sintomas e o acompanhamento solidário.

Etapa 5 – Responda afetivamente às emoções dos pacientes e familiares

✓ Favorecer a expressão dos pacientes e familiares sobre o impacto da má notícia;
✓ Acolher a expressão de sentimentos de ansiedade, raiva, tristeza ou inconformismo de pacientes e familiares.

Etapa 6 – Como resumir e traçar estratégias para o futuro

✓ Resumir as principais questões abordadas e traçar uma estratégia ou um plano de tratamento;
✓ Compartilhar responsabilidades na tomada de decisão com o paciente (o que pode também reduzir qualquer sensação de fracasso da parte do médico);
✓ Ser honesto sem destruir a esperança ou a vontade de viver dos pacientes.

Fonte: Arquivo do HAOC.

Comunicação verbal e escrita no Hospital Alemão Oswaldo Cruz

As principais situações de como a comunicação verbal e escrita acontece no HAOC estão descritas no Quadro 10.6.

O prontuário do paciente é um dos principais recursos para realizar a comunicação, principalmente, durante o processo assis-

Quadro 10.6

Comunicação verbal e escrita no Hospital Alemão Oswaldo Cruz
Registro de todas as informações sobre o paciente em prontuário eletrônico, seguido da validação destas informações por meio da assinatura digital dos usuários, garantindo a integridade e autenticidade dos arquivos eletrônicos
Apresentação do profissional que se identifica com seu nome e função, que também estão descritos no crachá de identificação
O paciente é chamado pelo próprio nome e recebe todas as informações sobre o que será realizado, bem como os passos de cada procedimento
Sistema de telefonia com possibilidade de gravação de ligações para garantir a segurança do processo de comunicação
Passagem de plantão baseada no método SBAR (*Situation-Background-Assessment*) utilizando impressos padronizados
Entrega de *folders* informativos e educativos, tais como: direitos e deveres dos pacientes, prevenção de queda, tratamento e prevenção da dor, entre outros
Termo de Consentimento Livre e Esclarecido (TCLE) para procedimentos invasivos, em linguagem clara e acessível, com disponibilização de profissionais para esclarecimento de dúvidas. Também disponibilizado em inglês para pacientes estrangeiros
Termo de Consentimento Livre e Esclarecido (TCLE) específico, aprovado pelo Comitê de Ética em Pesquisa do Hospital Alemão Oswaldo Cruz, em caso de realização de pesquisas, quando pertinente
Disponibilização de uma lista de profissionais com habilidades em outros idiomas, com seus respectivos ramais, para garantir a efetividade da comunicação com pacientes e familiares que não compreendem a língua portuguesa
Instrumento de orientação de alta multiprofissional entregue aos pacientes e seus familiares para aperfeiçoar a continuidade no tratamento

Continua...

Quadro 10.6

Comunicação verbal e escrita no Hospital Alemão Oswaldo Cruz – continuação
No centro cirúrgico, o enfermeiro referência do paciente, faz o contato com a família durante todas as etapas do procedimento cirúrgico (antes, durante e ao término da cirurgia), informando sobre o andamento do procedimento. Esta estratégia objetiva diminuir a ansiedade da espera e fortalece o vínculo entre paciente e equipe assistencial
Pesquisa de satisfação do paciente e do familiar é disponibilizada em todos os setores. Também é disponibilizado o serviço de ouvidoria e "fale conosco" no site do hospital
Abordagem para doação de órgãos e comunicação de más notícias, de acordo com o método SPIKES *(Setting, Perception, Invitation, Knowledge, Explore emotions, Strategy and sumary)*

Fonte: Arquivo do HAOC.

tencial entre os profissionais. O conteúdo do prontuário envolve avaliação inicial (busca de parâmetros essenciais para planejar/executar o cuidado), identificação dos diagnósticos (permite mapear os problemas apresentados pelo paciente), prescrição (ações necessárias de acordo com o diagnóstico estabelecido), evolução (evidência diária das condições apresentadas pelo paciente, possibilitando rever ações e replanejar o cuidado), planejamento e acompanhamento pós-alta.

De acordo com cada área assistencial o prontuário contém de forma sistematizada os registros pertinentes a cada paciente. No HAOC, utiliza-se como ferramenta o prontuário eletrônico, o qual facilita o acesso e a integração das informações nas diversas áreas assistenciais, seja no caso de o paciente estar internado ou em atendimento ambulatorial. Garantimos ao paciente o direito ao acesso a todas as informações contidas em seu prontuário.

Passagem de plantão nas unidades de internação do Hospital Alemão Oswaldo Cruz

A passagem de plantão da enfermagem nas Unidades de Internação do HAOC é baseada na metodologia SBAR. A Figura 10.1 traz o roteiro da passagem verbal de plantão.

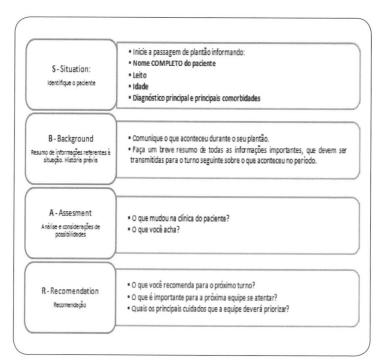

Figura 10.1 – Passagem de plantão nas unidades de internação do Hospital Alemão Oswaldo Cruz.
Fonte: Arquivo do HAOC.

O processo da passagem de plantão se inicia com o registro desta pelo técnico de enfermagem (TE) no prontuário eletrônico do paciente (PEP) seguida da passagem verbal (segundo o roteiro estabelecido) para o enfermeiro, o qual anota as informações no formulário padronizado (Anexo 10.2), para passar ao enfermeiro do próximo turno (Figura 10.2).

Passagem de plantão na Unidade de Terapia Intensiva do Hospital Alemão Oswaldo Cruz

A passagem de plantão na Unidade de Terapia Intensiva do HAOC também é baseada na metodologia SBAR, cujo roteiro está descrito na Figura 10.1.

Cada disciplina possui roteiro próprio, específico para as informações que são da sua competência. A passagem de plantão da

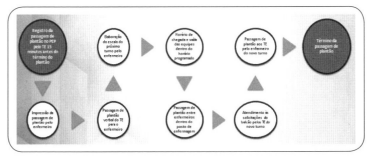

Figura 10.2 – Processo de passagem de plantão nas unidades de internação do Hospital Alemão Oswaldo Cruz.
Fonte: Arquivo do HAOC.

equipe de fisioterapia pode ser visto no Anexo 10.3. Este roteiro é preenchido em todos os turnos, sendo o registro das informações que serão passadas para o turno seguinte.

O processo de passagem de plantão da enfermagem está descrito no Anexo 10.4.

COMUNICAÇÃO NÃO VERBAL

A comunicação não verbal é tão valorizada quanto a verbal e a escrita, reconhecendo a importância e significado da presença e do toque no ambiente de cuidado. Muitas vezes, simplesmente estar presente para o outro, com ou sem contato físico, já pode ser suficiente para transmitir segurança, compaixão e manter ou aprofundar a experiência mútua de empatia.

Ao resgatar a compreensão do ser humano como alguém que possui códigos psicossociais (linguísticos) e psicobiológicos (seu comportamento e expressão não verbal), conseguimos fazer com que os pacientes permaneçam atentos e criem vínculos, basicamente, pela maneira como o profissional consegue ser coerente e complementar na sua comunicação verbal e não verbal[3].

Entre os princípios de comunicação está o de que não existe neutralidade nessas trocas de mensagens feitas entre as pessoas, e que toda comunicação possui duas partes: o conteúdo, o fato, a informação que queremos transmitir; e o que sentimos quando estamos interagindo com o outro. O conteúdo está ligado ao nosso referencial cultural (que é diferente entre o leigo e o profissional) e o sentimento que demonstramos ao interagir, que é percebido (mais ou menos conscientemente) pelo outro, porque as emoções/sentimentos são expressos da mesma maneira (com variações de intensidade) em todas as culturas humanas[3].

Os pacientes não conseguem avaliar os profissionais de saúde pela sua competência técnica (por não possuírem esse código), sendo assim fazem esta avaliação pelo código de ser humano que é expresso principalmente por essa linguagem não verbal. Para humanizar a assistência, portanto, precisamos tornar mais consciente esse código não verbal que fala da essência do ser humano[3].

É importante ressaltar que a sinalização não verbal tem um grande valor, e que ela permite que o relacionamento com as pessoas se transforme em algo positivo, efetivo e harmonioso[3].

Uma pesquisa feita no St. Josephs[9], um *hospice* de Londres, com os pacientes que estão fora das possibilidades terapêuticas de cura, nos traz as expectativas destes pacientes com relação ao processo de comunicação não verbal em relação ao cuidar. Foi feita a eles a seguinte pergunta: o que é cuidar para você? Quando você se sente cuidado? Entre as categorias de fala que surgiram, seis diz respeito diretamente a essa sinalização não verbal.

1."Cuidar é quando eu vejo que você é capaz de sorrir e sentir-se feliz no desempenho do seu trabalho"[9].

Refere-se à nossa intenção de estar disponível e feliz por ser profissional de saúde, estando prontos para dar o melhor de si, tanto para a recuperação quanto para a harmonização do outro[3].

2."Cuidar é quando você me faz sentir seguro em suas mãos"[9].

Podemos dizer que o fazemos sentir-se seguro quando explicamos o que estamos fazendo e os passos do procedimento que faremos, quando nos identificamos por meio de um crachá e nos apresentamos dizendo o nosso nome. O fato de chamá-lo pelo próprio nome também o faz se sentir seguro[3].

3. "Cuidar é quando você me faz sentir que também serei capaz de me virar, espero, quando chegar a minha vez"[9].

Nessa fala, os pacientes nos pedem para que não os tratemos como crianças, quando não o são[3]. Demonstra também a importância do empoderamento do paciente para o autocuidado.

4. "Cuidar é quando você me faz sentir especial, embora eu seja como as outras pessoas também são"[9].

Podemos fazer o paciente se sentir especial quando, mesmo tendo apenas 30 segundos, nos aproximamos dele, sentamos ao seu lado e dizemos, olhando em seus olhos: "Eu só tenho 30 segundos, mas me conte como você está hoje". Quando percebe a nossa aproximação, mesmo com um tempo tão curto, ele se sente especial[3].

5. "Cuidar é quando você não me vê apenas como um moribundo, e assim me ajuda a viver"[9].

A solicitação aqui é de que não os tratemos como uma patologia e que saibamos valorizar o que têm de positivo, independente do estado de saúde. Também os valorizamos quando somos capazes de nos aproximar deles olhando, primeiro, para os seus rostos e depois para o soro, sonda ou dreno. Nenhum deles se reconhece no soro, na sonda ou no dreno, e quando nos aproximamos olhando para isso e não para os seus rostos estamos dizendo que apenas cumprimos tarefas e que a tarefa é o nosso foco de interesse, e não eles, enquanto pessoas[3].

6. "Cuidar é quando ouço minha família falar bem de você e sentir-se confortada na sua presença"[9].

Com este enfoque eles estão nos lembrando de que não podemos cuidar de alguém isolado ou marginalizado de sua família, e que é fundamental a atenção que dermos a ela, pois é para o seu círculo que eles vão voltar; essas pessoas é que são importantes para eles, nós somos os transitórios. Se a família se sentir segura com o nosso cuidado, isto será fundamental para que o paciente também se sinta seguro. Se a família valorizar os profissionais e sentir-se bem atendida, os seus comentários junto ao paciente o tranquilizarão e o farão suportar as dores, procedimentos ou o isolamento que por ventura tenha que vir a passar[3].

Através da percepção dos pacientes sobre o cuidar, compreendemos quão importante é a comunicação não verbal, porque eles entendem que cuidar é muito mais do que um ato ou técnica, que cuidar é uma atitude, é o jeito como estamos diante do outro e como conseguimos compreendê-lo enquanto ser humano e não somente enquanto ser doente. É o quanto somos capazes de resgatar o nosso melhor lado, para fortalecê-lo naquilo que ele tem de saudável, de mais bonito. A linguagem do corpo fala o que, muitas vezes, a nossa própria fala não diz[10].

Teorias da comunicação não verbal

Diversas teorias explicam a comunicação não verbal. Dentre elas pode-se citar[4]:

- Cinésica – descreve as posições e a movimentação do corpo humano que possui significado na comunicação interpessoal, nas diferentes culturas. A análise cinésica incide sobre todas as partes do corpo, ressaltando-se que as expressões faciais são bastante utilizadas para demonstrar sentimentos;
- Paralinguagem – estuda os sons produzidos pelo aparelho fonador. Utilizada no sistema sonoro da linguagem com o intuito de fornecer a emoção do emissor;
- Tacêsica – focaliza o toque em situações de saudação, de despedida, entre indivíduos de diferentes *status* social, e entre sexos opostos;
- Proxêmica – estuda o uso humano do espaço para fins de comunicação. Estão envolvidos aspectos de proximidade consciente ou não de outra pessoa, de orientação e de territorialidade.

As maneiras como essas teorias podem ser aplicadas nas relações do cuidar estão sintetizadas no Quadro 10.7.

Quadro 10.7

Aplicações das teorias da comunicação não verbal na relação do cuidar[3]
Cinésica
✓ Expressão facial: prestar atenção à expressão facial ao se aproximar do paciente, e também à postura, que deve ser voltada para ele e não lateralizada. ✓ Distâncias interpessoais: não fazer perguntas a uma distância que impeça o paciente de ser realmente franco em sua resposta. ✓ Coerência entre o discurso e a ação.
Paraverbal ou paralinguagem
✓ Silêncio: pode ser interpretado de maneiras distintas, podendo significar desinteresse, paciência, medo, atenção, vergonha ou teste. ✓ Capacidade de ouvir: se ouvirmos a explicação do paciente até o final, sem interrompê-lo, estaremos favorecendo a criação de um vínculo fundamental para a sua recuperação e o seu bom cuidado.

Continua...

Quadro 10.7

Aplicações das teorias da comunicação não verbal na relação do cuidar[3] – continuação

Tacêsica

✓ Toque: envolve um aspecto afetivo que se faz presente a partir da maneira como nos aproximamos para tocar, o tempo usado no contato, o local onde tocamos as pessoas e a pressão que exercemos no mesmo. O quanto um paciente precisa ser tocado vai depender muito das experiências prévias que tenha tido com o toque, além da sua cultura e do seu sentimento no momento do contato.

✓ Sinais que mostram que o paciente sentiu-se invadido ao ser tocado: enrijece o corpo, desvia o olhar, passa a responder de forma monossilábica, não olha mais para o rosto do profissional e, muitas vezes, até cobre a cabeça com o lençol.

✓ Cabe ao profissional conhecer essas dimensões e variáveis que envolvem o tocar, porque a ele cabe o movimento de aproximação e de saber identificar os sentimentos de rejeição, por contato, que o outro possa mostrar.

Proxêmica

✓ Ambiente criado pelo profissional de saúde: o ambiente demonstra qual a importância que damos ao seu conforto e ao de sua família, qual é a mensagem que criamos a nossa volta para recebê-lo.

✓ Tipos de ambientes: ambientes onde ele possa se sentir confortável e com um pouco de isolamento, onde seus familiares possam sentar e ser recebidos, onde possam ter alguns minutos a sós (disponibilizar cadeiras e poltronas para os familiares interfere na decodificação dessa dimensão). Utilização de frases na parede para lembrar que a vida vale a pena; a sinalização feita para facilitar o fluxo dentro de um hospital; as cores que utilizamos para lembrar que a vida é colorida, enfim, tudo que mostre o que sentimos quando nos aproximamos ou cuidamos de alguém.

Fonte: http://www.proativa.virtual.ufc.br/comunicacaocego/aulas/aula2/programacao/ComunicacaoCego3.html.

A mensagem que o profissional de saúde deve estar atento para passar é a de que, por ser humano, é capaz de estar com, é capaz de entender o outro, de trocar o que tem de melhor em si para que o outro, por sua vez, possa fortalecer o que tem de melhor. É apenas isso que ele deve estar preocupado em "por em comum", resgatando a origem da palavra comunicação[3].

Comunicação não verbal no Hospital Alemão Oswaldo Cruz

As situações nas quais a comunicação não verbal é fortalecida no HAOC estão descritas no Quadro 10.8.

Quadro 10.8

Comunicação não verbal no Hospital Alemão Oswaldo Cruz
O profissional transmite segurança, através da sua postura e suas ações
Durante todo o processo assistencial respeita-se a individualidade do paciente ao valorizá-lo enquanto ser humano, não focando exclusivamente na sua doença ou nos dispositivos e equipamentos
Os cuidados são realizados de forma a valorizar a presença e os sentimentos do paciente, olhando nos seus olhos, demonstrando que o foco de interesse é ele enquanto pessoa
Cuidamos não apenas do paciente, mas também dos que o cercam, ou seja, sua família, fazendo-os se sentirem confortados, bem atendidos e seguros

Fonte: Arquivo do HAOC.

A comunicação no HAOC também é utilizada para influenciar a adesão às recomendações de saúde ou tratamentos, seja na adesão medicamentosa, desenvolvimento do autocuidado ou na adesão a comportamentos preventivos relevantes para reduzir riscos para a saúde, através do processo de educação dos pacientes e familiares durante todo o período que permanecem conosco, e das orientações para o pós-alta.

Ambiente de cuidado

Outra dimensão da comunicação não verbal fortalecida no HAOC é a valorização do ambiente de cuidado, que demonstra a importância dada ao conforto do paciente e de sua família. Exemplos desta prática são observados no Espaço da Família na Unidade de Cuidado Integrado Paciente-Família, Sala de Relacionamento Profissional de Saúde-Familiares na UTI e Unidade 3D, Capela Ecumênica e Protocolo Jardim da UTI.

Espaço da família na unidade de cuidado integrado paciente-família

No Espaço da Família na Unidade de Cuidado Integrado Paciente e Família do HAOC, é oferecido um ambiente de acolhimento para os familiares, com terapias integrativas realizadas por profissionais capacitados, que fazem parte da equipe interdisciplinar deste hospital.

As terapias integrativas consistem em técnicas corporais não invasivas, isentas de qualquer base religiosa, adaptadas às necessidades e limitações do indivíduo, baseadas em técnicas do yoga e de terapias corporais de toque. O público-alvo são os pacientes, familiares e seus acompanhantes, e o objetivo é integrar o cuidado paciente-familiar por meio de técnicas que minimizem os sintomas relacionados ao estresse da hospitalização.

As terapias integrativas realizadas neste Espaço são: yoga, reflexoterapia, oficinas de bem-estar emocional e espiritual, musicoterapia.

Um estudo observacional realizado no Espaço Paciente e Família com familiares e pacientes que praticaram yoga, demonstrou reduções dos sintomas do pré para o pós-prática, em 85% dos participantes na tensão muscular, 80% no estresse e cansaço, 65% na depressão, 60% na ansiedade, e em 85% um aumento da sensação de bem-estar. Concluiu-se que o yoga proporcionou benefícios aos pacientes e familiares por meio de técnicas corporais específicas, da expansão da energia vital com os exercícios respiratórios e do autoconhecimento pela meditação. Essas práticas podem contribuir na administração do estresse, na minimização do sofrimento e na exploração do potencial interior[11].

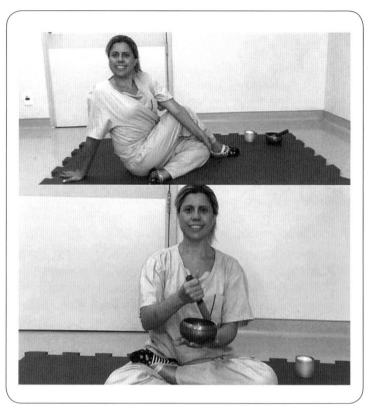

Figura 10.3 – Aula de Yoga no Espaço da Família do Hospital Alemão Oswaldo Cruz.
Fonte: Arquivo do HAOC.

Protocolo de visita ao jardim da UTI do Hospital Alemão Oswaldo Cruz

Os pacientes internados na UTI, e incluídos neste protocolo, são levados ao jardim na área externa dentro das instalações do HAOC, com toda segurança e com acompanhado da equipe interdisciplinar, realizando terapias integrativas.

Proporcionar ao paciente em cuidados paliativos em UTI, seus familiares e equipe de saúde envolvida no cuidado a mudança temporária de um ambiente pouco aconchegante da UTI para um ambiente onde ele possa sentir o sol, o vento e a natureza, e realizar atividades de relaxamento e autoconhecimento, de forma segura e planejada, é levar mais vida aos dias do paciente em cuidados paliativos.

Outro grupo específico de pacientes incluídos neste protocolo é o de pacientes de longa permanência, para os quais proporcionamos um momento de quebra da rotina da UTI em um ambiente menos estressante.

Espera-se que os pacientes que vivenciem esta experiência apresentem melhora no humor, redução da ansiedade e da sensação de cansaço. Seus familiares e os profissionais de saúde envolvidos no cuidado podem se beneficiar pelo alívio do estresse e satisfa-

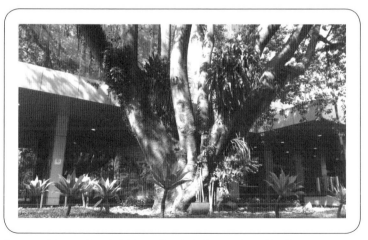

Figura 10.4 – Jardim da UTI do Hospital Alemão Oswaldo Cruz.
Fonte: Arquivo do HAOC.

ção com o bem-estar proporcionado ao paciente, além de melhorar a comunicação e a integração com os familiares. Todas as formas de comunicação são utilizadas por nós para transmitir aos pacientes e familiares a mensagem de que é possível entender e oferecer um atendimento de excelência em todo o processo assistencial, colocando não só o paciente e sua família, mas também suas necessidades, no centro de todo o processo.

■ REFERÊNCIAS BIBLIOGRÁFICAS

1. http://conceito.de/comunicacao#ixzz3uK32EVnG
2. Teixeira JAC. Comunicação em saúde. Relação técnicos de saúde – utentes. Instituto Superior de Psicologia Aplicada, Lisboa. *Aná. Psicológica* [online]. 2004, vol.22, n.3, pp. 615-620.
3. Silva MJP. O papel da comunicação na humanização da atenção à saúde. *Revista de Bioética*. 2002; 10 (2): 73-88.
4. http://www.proativa.virtual.ufc.br/comunicacaocego/aulas/aula2/programacao/ComunicacaoCego3.html
5. Kennan G, Yakel E, Lopez KD,Tschannen D, Ford YB. Challenges to nurses' efforts of retrieving, documenting and communicating patient care information. http://www.ncbi.nlm.nih.gov/pmc/articles/PMC3638178/.
6. http://www.institute.nhs.uk/quality_and_service_improvement_tools/quality_and_service_improvement_tools/sbar_-_situation_-_background_-_assessment_-_recommendation.html
7. Lino CA, Augusto KL, Oliveira RAS, Feitosa LB, Caprara A. Uso do Protocolo SPIKES no Ensino de Habilidades em Transmissão de Más Notícias. *Revista Brasileira de Educação Médica*. 2011; 35 (1): 52-57.
8. Breaking Bad News. Regional Guidelines. National Council for Hospice and Specialist Palliative Care Services. http://www.dhsspsni.gov.uk/breaking_bad_news.pdf.
9. O'Connor T. O poder de cuidar. *O Mundo da Saúde*. 2000; 24(4): 328. Apud Silva MJP. O papel da comunicação na humanização da atenção à saúde. *Revista de Bioética*. 2002; 10 (2): 73-88.
10. Mello JB, Camargo MO (Orgs.). Qualidade na saúde. São Paulo: Best Seller, 1998. Apud Silva MJP. O papel da comunicação na humanização da atenção à saúde. *Revista de Bioética*. 2002; 10 (2): 73-88.
11. Sala AD. Filosofia do cuidar: Yoga como fonte de equilíbrio para pacientes e familiares em uma Unidade de Cuidado Integrado. *Rev Bras Ter Intensiva*. 2015; Supl. 1: S105.

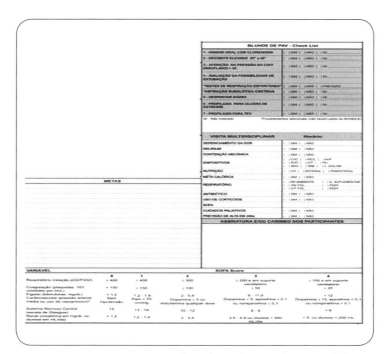

Anexo 10.1 – Roteiro para visita multiprofissional na UTI do Hospital Alemão Oswaldo Cruz
Fonte: Arquivo do HAOC.

Roteiro para preenchimento da passagem de plantão
- *Sinais e sintomas/conduta:*

*(Descreva as alterações nos sinais e sintomas que ocorreram durante o plantão. **Exemplo:** náuseas, vômitos, dor, glicemia alterada e conduta realizada. Refere não evacuar há 3 dias e recusou laxante prescrito. Edema em MMII 2/3+)*

- *Dispositivos:*

*(Descreva os dispositivos (CVC, AVP, PICC, SNE, SVD, traqueostomia) que o paciente faz uso e as informações importantes referentes a mudanças. **Exemplo:** AVP em MSE puncionado há 2 dias e evoluindo com discreta hiperemia, sem dor local. CVC em VJE com obstrução da via branca, sendo utilizado somente a via marrom)*

- ***Mudança ou suspensão de medicamentos nas últimas 24 horas:***

*(Descreva brevemente o que mudou na prescrição médica. **Exemplo:** alterado antibiótico, suspenso vancomicina. Mantido Zofran somente s/n. Iniciado com PCA às __hs. Não administrado insulina NPH por orientação médica)*

- **Débitos:**   ( ) SVD   ( ) Diurese   ( ) Dreno
- *Curativo/Outros:*

*(Descreva o tipo de curativo e o que mudou. **Exemplo:** FO ocluída com opsite em região abdominal, evoluindo com edema e discreta dor local, sem exsudato)*

- ***Interconsultas:***   ( ) Realizadas   ( ) Pendentes
- ***Exames/procedimentos:***   ( ) Realizados   ( ) Pendentes
                                  ( ) Alterados
- *Recomendações especiais/observações:*

*(Descreva informações importantes sobre o paciente. **Exemplo:** recebendo NPT com pausa noturna. Recebendo 1 concentrado de hemáceas, instalado às __hs. Iniciou jejum às __hs para realização de exame descrito acima. Observar AVP em MSE, pois iniciou com discreta hiperemia. Atenção para sinais de hipoglicemia, paciente com pouca aceitação alimentar)*

Todas as medicações e cuidados de Enfermagem prescritos e checados a partir das __h até __h, foram realizados.

Anexo 10.2 – Roteiro para preenchimento da passagem de plantão nas unidades de internação do Hospital Alemão Oswaldo Cruz.
Fonte: Arquivo do HAOC.

DATA	MANHÃ	TARDE	NOITE
NEURO GLASGOW / RASS / AVAL. MOTORA (DÉFICT / FORÇA MUSC)			
SEDAÇÃO (droga / dose)			
CARDIO PA / FC / RITMO			
DVA (droga / dose)			
RENAL/GI BH / Diurese / PVC / Furosemida / volume / HD			
T° / Antibiótico / RX TX			
RESPIRATÓRIO VE (fR / oxigenioterapia / SpO2)	( ) aa ( )cat ( )nbz ( )venturi___% ___L/min SpO₂___% fR___	( ) aa ( )cat ( )nbz ( )venturi___% ___L/min SpO₂___% fR___	( ) aa ( )cat ( )nbz ( )venturi___% ___L/min SpO₂___% fR___
TRAQUEOSTOMIA VE	FR___ VC___ VM___	FR___ VC___ VM___	FR___ VC___ VM___
( )TQT / ( ) IOT VMI	Modo:___ PI___ PS___ VC___ VM___ FR___/ TI___ FIO2___ PEEP___	Modo:___ PI___ PS___ VC___ VM___ FR___/ TI___ FIO2___ PEEP___	Modo:___ PI___ PS___ VC___ VM___ FR___/ TI___ FIO2___ PEEP___
ASPIRAÇÃO ( )COT/TQT ( )NT	Aspecto ___ +/4+	Aspecto ___ +/4+	Aspecto ___ +/4+
TOSSE	( )eficaz ( )ineficaz ( )produtiva ( ) improd	( )eficaz ( )ineficaz ( )produtiva ( ) improd	( )eficaz ( )ineficaz ( )produtiva ( ) improd
PROTOCOLO: ( )REAB PREC ( )CARDIO ( )NEURO	NÍVEL:___ PIM/dia:___ A ( )B ( )C ( )D Carga:___	NÍVEL:___ PIM/dia:___ ( )A ( )B ( )C ( )D Carga:___	NÍVEL:___ PIM/dia:___ ( )A ( )B ( )C ( )D Carga:___
FUNCIONALIDADE POLTRONA / ORTOST/ DEAMB APOIO	Poltrona ( )sem ( ) uni ( )bi ( )aereo Ortostatismo ( )sem ( ) uni ( )bi Deambulação ( )sem ( ) uni ( )bi	Poltrona ( )sem ( ) uni ( )bi ( )aereo Ortostatismo ( )sem ( ) uni ( )bi Deambulação ( )sem ( ) uni ( )bi	Poltrona ( )sem ( ) uni ( )bi ( )aereo Ortostatismo ( )sem ( ) uni ( )bi Deambulação ( )sem ( ) uni ( )bi
EXAMES ALTERADOS			
GASOMETRIA			
PROCEDIMENTOS A COBRAR			
OBSERVAÇÕES			
PACIENTE:			

Anexo 10.3 – Roteiro de passagem de plantão da equipe de fisioterapia da UTI do Hospital Alemão Oswaldo Cruz.
Fonte: Arquivo do HAOC.

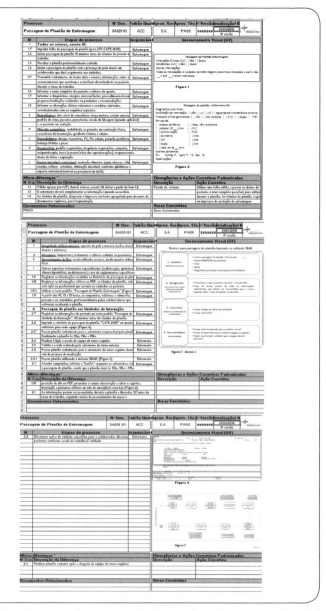

Anexo 10.4 – Processo de passagem de plantão da enfermagem do Hospital Alemão Oswaldo Cruz.
Fonte: Arquivo do HAOC.

Pilar – Gerenciamento do Cuidado

Suzana Maria Bianchini

■ COMUNICAÇÃO COMO FERRAMENTA NO GERENCIAMENTO DO CUIDADO

Durante o período em que o paciente necessita de cuidados de saúde, pode ser assistido por diversos profissionais, sem que ocorra necessariamente uma interligação entre esses e suas condutas. A falta de comunicação entre os profissionais de saúde e o quantitativo de informações e orientações oferecidas ao paciente e sua família podem tornar a experiência de cuidado confusa, interferindo no resultado.

Tradicionalmente, as equipes multiprofissionais dividem-se em turnos de trabalho, avaliam o paciente, traçam e/ou executam planos de cuidados e passam as informações ao turno seguinte, que dará continuidade aos cuidados, repetindo os mesmos passos. É notório que quanto mais tempo um profissional acompanhar um paciente e sua família, mais informações ele terá, além de acompanhar a evolução do paciente com olhar mais atento, percebendo alterações mais rapidamente.

■ PROFISSIONAL REFERÊNCIA

Conforme também já citado em capitulos anteriores, o conceito de enfermeiro referência ou *Primary Nursing* descrito por Mary Manthey trouxe a perspectiva de se fazer uma enfermagem de alta qualidade, humana, competente e com continuidade, sendo esta provavelmente sua principal característica[1]. O modelo descrito pela autora, considera a organização e aplicação de cuidados de enfermagem com ênfase para a responsabilidade, autoridade e sentido de dever na tomada de decisões sobre os cuidados ao paciente[2].

O modelo idealizado por Manthey, centrado no enfermeiro e não na equipe de enfermagem, teve como propósitos resgatar o sentido do cuidar e a relação enfermeiro-paciente. O enfermeiro torna-se a referência do paciente e de sua família durante a internação, estabelecendo maior vínculo[2], sendo também líder e facilitadora, firmando um compromisso de atendimento centrado no paciente[3].

No HAOC, o conceito do *Primary Nursing* foi estendido aos demais membros da equipe multiprofissional: técnicos de enfermagem, nutricionistas, fisioterapeutas e farmacêuticos. O conceito compreendido e instituído pressupõe que, durante o período de internação, os mesmos profissionais assistissem o paciente e sua família. A elaboração de escalas de trabalho e divisão do cuidado constituiu-se em desafio diário no início da implementação mas agregou experiência e conhecimento em sua evolução, oportunizando olhares críticos e amadurecimento do conceito referência.

No conceito do Modelo Assistencial Hospital Alemão Oswaldo Cruz®, o profissional referência busca unir todas as fases descritas no modelo: avaliação e investigação, planejamento, implementação, monitoramento, avaliação dos resultados e reintegração/readaptação. As fases não são estanques, mas sim interligadas e podem ocorrer simultaneamente, sendo o profissional referência o facilitador dessas fases, de acordo com sua competência profissional.

Destaca-se o fato de que cada uma das fases descritas acima pode ocorrer em grande parte simultaneamente, ou seja, mesmo durante o planejamento do cuidado já ocorre o planejamento de alta, pois mesmo durante a avaliação e estabelecimento do plano de cuidados já são realizadas orientações e é iniciado o plano de educação para o paciente e seu familiar.

No Modelo Assistencial Hospital Alemão Oswaldo Cruz®, os profissionais que assistem os pacientes estão atentos e focados em detectar as necessidades dos pacientes e familiares, o que permite e promove uma comunicação eficiente entre os envolvidos no processo de cuidar, colaborando para o alcance de melhores resultados possíveis.

Os profissionais referência são estabelecidos de acordo com a necessidade e complexidade de cuidados do paciente. Minimamente durante o período de permanência, seja internação em Unidade de

Internação ou UTI, ou cuidados ambulatoriais, o paciente e família receberão cuidados médicos e de enfermagem. O envolvimento dos demais profissionais, fisioterapeutas, nutricionistas, farmacêuticos, psicólogos, se dá a partir do tempo de permanência e complexidade do cuidado.

Vale destacar que durante o período em que o paciente estiver sendo cuidado, sempre haverá um enfermeiro referência.

Os profissionais referência realizam o gerenciamento de todas as fases do cuidado: avaliação e investigação, planejamento, implementação, monitoramento, avaliação dos resultados e reintegração/readaptação).

O enfermeiro referência é o profissional que promove o alinhamento da comunicação sobre os resultados e novas necessidades do paciente entre todos os profissionais envolvidos no processo de cuidar. A percepção sobre as necessidades do paciente é ampliada em decorrência do processo de trabalho desse profissional, envolvido 24 horas no cuidado. Este, como também a equipe interdisciplinar, promove a educação em saúde dos pacientes e família, de acordo com as necessidades identificadas, para que todos tenham as informações necessárias e seguras para sua reintegração após alta hospitalar.

O gerenciamento do cuidado pelo enfermeiro referência, principalmente, garante que as necessidades de cuidado identificadas no momento da sua internação e, diariamente (investigação e avaliação), sejam atendidas por um plano de cuidados individualizado (planejamento e implementação), que interage com profissionais de várias áreas e especialidades, necessários para atender a demanda e expectativa do paciente e sua família. A interlocução entre todos os profissionais envolvidos no cuidar é facilitada pelo enfermeiro referência.

O monitoramento das respostas do paciente aos cuidados planejados, de acordo com a necessidade do mesmo, é gerenciado pelo médico, pelo enfermeiro referência e demais profissionais envolvidos na assistência, que alinharão diariamente o plano, com foco no melhor resultado para o paciente e sua família.

A participação de outros profissionais referências, como capelão, quando do desejo do paciente e família, promove também a construção de vínculo e tornam a experiência de cuidar mais aprazível. A hospitalização pode gerar situações de estresse extremo e profundo aos pacientes e familiares. A espiritualidade é uma parte relevante da vida de muitas pessoas e não deve ser negligenciada no contexto terapêutico, visto que a assistência espiritual no processo de recuperação e enfrentamento da doença pode ser extremamente positiva e reconfortante.

O HAOC também dispõe de Serviço de Capelania que atua conforme a manifestação de interesse por parte do paciente ou de seu familiar. O objetivo deste serviço é oferecer apoio espiritual independente da religião.

A percepção do pilar Gerenciamento do Cuidado no Modelo Assistencial Hospital Alemão Oswaldo Cruz® é mais evidente no processo de cuidar dos pacientes internados. Entretanto, nas áreas ambulatoriais, como Hemodiálise e Oncologia, percebe-se que a formação de vínculo entre pacientes, família e profissionais de saúde é forte, em decorrência da característica de atendimento prolongado e praticamente com os mesmos profissionais. Os profissionais de enfermagem nessas áreas são a referência para o gerenciamento do cuidado; entretanto, no HAOC, a inserção de nutricionistas, farmacêuticos, psicólogos, assistentes sociais também como referência do cuidado tem se mostrado positiva, agregando valor ao cuidado e conhecimento aos pacientes e familiares que enfrentam doenças crônicas e/ou de tratamento prolongado.

Os pacientes atendidos em áreas, como pronto-atendimento, demais ambulatórios e serviços, também têm seu cuidado gerenciado pelos profissionais. As fases de cuidados são direcionadas às necessidades específica de um atendimento mais rápido o objetivo, envolvendo a comunicação entre os profissionais.

O pilar Gerenciamento do Cuidado no Modelo Assistencial Hospital Alemão Oswaldo Cruz®, sustenta a ligação entre todas as fases do modelo, que não são estanques mas sim interligadas, podendo ocorrer simultaneamente.

A inserção de um profissional referência como facilitador da comunicação, proporciona a todos os envolvidos no processo de cuidar, conhecimento sobre as necessidades de cuidado do paciente e família, respostas aos planos de cuidados estipulados, bem como as expectativas quanto ao desfecho possível e esperado.

A articulação entre os diversos saberes envolvidos no processo de cuidar cabe em maior proporção ao profissional enfermeiro, em decorrência da característica de seu envolvimento durante o período de assistência, principalmente quando nos referimos ao paciente internado.

REFERÊNCIAS BIBLIOGRÁFICAS

1. Manthey M. A prática do *Primary Nursing*: prestação de cuidados dirigida pelos recursos, baseada no relacionamento. São Paulo: Atheneu, 2014.
2. Magalhaes AMM, Juchem BC. *Primary Nursing*: adaptando um novo modelo de trabalho no serviço de enfermagem cirúrgica do hospital de clínicas de porto alegre. R. Gaúcha enferm. 2000; 21(2): 5-18.
3. Carmona LMP, Laluna MCMC. *Primary Nursing*: pressupostos e implicações na prática. Revista Eletrônica de Enfermagem. 2002; 4(1): 12-7.
4. Schleder LP, Parejo LS, Puggina AC, Silva MJP. Espiritualidade dos familiares de pacientes internados em unidade de terapia intensiva. Acta Paul Enferm. 2013; 26(1):71-8. 73.

Educação do Paciente e Família

Maria Gabriela Secco Cavicchioli, Ana Maria
Teixeira Pires, Simone Moraes Kumbis

■ PREMISSAS DO PROCESSO EDUCATIVO UTILIZADO NO MODELO ASSISTENCIAL HOSPITAL ALEMÃO OSWALDO CRUZ®

Freire define o ser humano como uma "... presença no mundo, uma presença que se pensa a si mesma, que se sabe presença, que intervém que transforma, que fala do que faz, mas também que sonha, que constata, compara, avalia, valora, que decide, que rompe"[1].

O foco principal de Paulo Freire é a formação didático-pedagógica dos docentes. Notamos, porém, que os fundamentos educativos usados por ele são essenciais à prática educativa de uma forma geral, seja ela na relação educando/educador, ou na inter-relação dos profissionais de saúde com seus pacientes. Nesse modelo, o educador conhece a leitura de mundo do educando por meio do ouvir e a respeita, reconhece a historicidade do saber e desperta a curiosidade, recusando, dessa forma, a arrogância cientificista e trabalhando os conceitos por meio da problematização (o educador deve fazer sua ação por meio das razões do educando, trabalhar em cima das necessidades do mesmo, pois o aprendizado vem do envolvimento com a situação) o que envolve diretamente educando e educador no processo educativo. Segundo Freire, educar é impregnar de sentido cada ato cotidiano, entendendo que o educando necessita descobrir o sentido daquele conhecimento para a sua vida para assim poder colocá-lo em prática[1].

Uma das estratégias-chave é o conceito de *empowerment* ou, em português, empoderamento. O objetivo principal é possibilitar aos indivíduos o aprendizado que os torne capazes de viver a vida em suas distintas etapas e de lidar com as limitações impostas por eventuais enfermidades[2-4].

A "educação empoderadora", conceito trazido por Wallerstein e Bernstein, lembra-nos que, nas ações educativas, temos também que superar o exercício de poder-sobre-o-outro (*power-over*) e exercitar a relação de poder com o outro (*power-with*). Nós, profissionais de saúde, devemos educar o outro empoderando-o, porém sem impor aquilo que julgamos ser o melhor[5].

A Organização Mundial da Saúde define a educação dos pacientes como "qualquer combinação de adquirir experiências voltadas para ajudar os indivíduos a melhorar sua saúde, aumentando seu conhecimento ou influenciando suas atitudes"[6].

A educação não deve ser confundida com o simples desenvolvimento ou crescimento dos seres vivos, nem com a mera adaptação do indivíduo ao meio. É atividade criadora, que visa levar o ser humano a realizar as suas potencialidades físicas, morais, espiritual e intelectual; é um processo contínuo[7].

CARACTERÍSTICAS DO EDUCADOR

Para que o processo educativo se desenvolva de maneira eficaz, o educador deve ter algumas características. Devemos conseguir aprender e, principalmente, apreender o objeto aprendido. Entende-se por apreender: construir, reconstruir, constatar para mudar. Com isso, podemos construir e reconstruir. Respeitar a autonomia do ser educando: os pensamentos, ideias, desejos, a sua identidade formando-se a partir dos conteúdos abordados no dia a dia. Cabe ao educador introduzir conteúdos, discutir ideias, colocar pontos de vista, embasar conhecimento, porém sempre respeitando as visões do educando que são baseadas nos conhecimentos já adquiridos. Devemos fornecer conhecimento enquanto o educando terá autonomia de aprender, apreender ou rejeitar o conteúdo, formando assim sua opinião de "educado" naquele assunto[1].

Saber ouvi-lo é uma das melhores estratégias para isso, ou seja, uma virtude importante do educador é saber ouvir. A problematização depende desse entendimento sobre seus questionamentos pessoais, atividades diárias e contextualizar assim a realidade do educando com as mudanças necessárias para um bom controle da doença e readaptação à vida diária. Podemos citar nesse caso um paciente cardiopata em pós-operatório, período que surge medos e dúvidas referente ao retorno à sua vida cotidiana e, ao escutá-lo, a equipe multiprofissional pode sanar suas dúvidas e se deixar à disposição após alta hospitalar.

EDUCAÇÃO COMO UM PILAR DO MODELO ASSISTENCIAL HOSPITAL ALEMÃO OSWALDO CRUZ

A educação permeia as ações no dia a dia da equipe assistencial do HAOC desde o início do atendimento e se mantém até o período de pós-alta, sendo assim, foi definido como um dos pilares do seu Modelo Assistencial Hospital Alemão Oswaldo Cruz®.

Esse pilar é baseado na Teoria do Empoderamento para o Autocuidado de Dorothea Orem, no qual o objetivo principal é possibilitar aos indivíduos o aprendizado que os torne capazes de viver a vida em suas distintas etapas e de lidar com as limitações impostas por eventuais enfermidades[8].

A atividade educativa do enfermeiro tem sido ampliada nas últimas décadas, devido às transformações socioculturais, passando a ser uma atividade de toda a equipe assistencial, incluindo o fisioterapeuta, nutricionista, psicólogo, entre outros, e tem sido destacada como fundamental para a promoção e manutenção da saúde.

É importante diferenciarmos o conceito de orientação com educação, visto que o termo orientação é o que identifica a atividade, não apenas na literatura, mas também na linguagem coloquial profissional. Zago descreve a desvantagem da prática de orientação, que está na negação do paciente como agente ativo do processo, com suas singularidades, com suas necessidades específicas de aprendizagem, tendendo a ser excluído do processo ou pouco considerado. Assim, esse paradigma não se relaciona com o processo de ensinar e aprender que pressupõe os conceitos teóricos da educação do paciente[9].

Segundo Bartlett, a educação de pacientes é uma experiência planejada, usando uma combinação de métodos como ensino, aconselhamento e técnicas de modificação de comportamento, que influenciam o conhecimento do paciente e, consequentemente, o seu comportamento de saúde[10].

■ PACIENTE E FAMÍLIA COMO EDUCANDO

Prochaska, Norcross e DiClemente desenvolveram o Modelo Transteórico de Mudança de Comportamento com a finalidade de explicitar o que acontece quando uma pessoa decide alterar um comportamento. Este modelo expõe a existência de cinco estágios que os indivíduos percorrem ao alterar o seu comportamento, utilizando processos de mudança específicos a depender do estágio de mudança em que se encontram. Vale destacar que não necessariamente os estágios ocorrem de forma linear[11].

Os autores definiram os seguintes estágios:

a) Pré-contemplação: a pessoa não possui consciência de um determinado problema ou não lhe dá importância suficiente para que seja iniciada uma tentativa de mudança de atitude. Pessoas do seu convívio podem enxergar a necessidade de mudança, mas ela mesma não se dispõe a mudar e normalmente não quer lidar com o problema;

b) Contemplação: a pessoa identifica o problema e inicia uma discussão (interna e/ou externa) a respeito da necessidade de mudar. A pessoa sabe a direção que necessita tomar, porém ainda não se vê apta para enfrentar a mudança. Caracterizado por uma indecisão entre os prós e os contras de manter o comportamento atual;

c) Preparação: momento em que existe uma determinação de iniciar o processo de mudança em um futuro próximo. Têm-se clara consciência da necessidade de mudança e que é o caminho mais vantajoso para si. Inicia a definição de estratégias e de como irá conseguir mudar o seu comportamento;

d) Ação: normalmente, este é o estágio em que a decisão de mudança de comportamento é exteriorizada em forma de atitudes concretas e pode ser observado por outras pessoas. Apesar de ser considerado um estágio de grande desafio, é este o momento em que se pode encontrar reconhecimento por parte de outras pessoas do esforço que se está realizando. Neste estágio existem duas possibilidades: recair para o comportamento antigo ou manter com sucesso o novo comportamento;

e) Manutenção: estágio onde se busca não perder o que foi conquistado no estágio anterior. É a manutenção do desejo de mudança. Momento que exige o maior esforço e atenção para prevenir lapsos e relapsos que levem ao comportamento antigo indesejado[11].

É de extrema importância que o educador consiga identificar a fase que o educando se encontra para a mudança de comportamento, podendo até identificar se ele é a melhor pessoa naquele momento para participar do processo educativo. A educação realizada no ambiente hospitalar tem um tempo limitado, podendo não ser possível aguardar o paciente estar na fase de aceitação para a mudança de comportamento. Neste momento, a escolha de um cuidador ou substituto por algum familiar que estiver em uma fase de maior aceitação e o acompanhamento pós-alta será de extrema importância[11].

Koloroutis e Trout descrevem a importância do profissional estar em sintonia com o paciente. Para conseguir perceber o estágio da mudança de comportamento, o educador precisa estar "em sintonia" com o educando, percebendo não só na comunicação verbal, mas também na não verbal, sua receptividade ao conteúdo da educação. A empatia também vem ajudar nessa percepção, no sentido do educador se colocar na posição do educando e conseguir moldar o conteúdo de acordo com a realidade do educando/paciente[12].

Durante o processo educativo, além da fase de mudança de comportamento, o educador tem o papel de identificar a capacidade e ação para o autocuidado de cada indivíduo, instrumentalizando-o para realizá-lo caso esse tenha condições de saúde para isso. Não sendo possível, cabe ao educador identificar na família um cuidador para assumir os cuidados ou lançar mão de outro profissional.

Segundo Freire, ensinar não é transferir conhecimento, mas criar as possibilidades para a sua produção ou a sua construção. Durante o processo educativo na área da saúde, o educador deve aprender a respeitar as escolhas dos seus pacientes. O educador deve ter a tranquilidade de que ofereceu todo o subsídio técnico/científico para o paciente fazer as escolhas do dia a dia, referentes ao manejo da doença e, paralelamente a isso deve saber compreender as decisões de não seguimento das recomendações (e não necessariamente concordar com elas)[13].

No HAOC, um paciente que necessita de dieta laxativa, mas não tem na sua rotina diária a ingestão de verduras e não aceita introduzir esses alimentos na dieta, a equipe assistencial necessita criar alternativas que na rotina do paciente seja viável e que ele aceite caso contrário, não ocorrerá a mudança de comportamento: neste caso a atuação da nutricionista para oferecer alternativas é imprescindível, assim como a atuação do psicólogo para entender essa recusa e atuar na causa, se for o caso. Um paciente com deficiência na movimentação de suas mãos necessitará de opções de materiais e equipamentos para conseguir se alimentar sozinho em casa e cabe à equipe assistencial perceber as limitações financeiras e providenciar opções para o paciente e familiar na aquisição desses equipamentos e adequar para sua realidade.

Outro aspecto a ser considerado é respeitar as crenças populares (desde que não sejam diretamente prejudiciais) e até associá-las à terapêutica proposta, garantindo ao educador uma maior proximidade do educando e, consequentemente, uma maior proximidade para conquistas dos objetivos propostos. A aceitação do novo deve ser introduzida aos poucos, explicada detalhadamente e sempre bem fundamentada nos conceitos técnico-científicos já conhecidos[13].

■ AUTOCUIDADO

Os objetivos da educação para o autocuidado devem permitir que os objetivos/metas sejam discutidos e definidos em conjunto: educando e o educador. As metas devem sempre ser alcançáveis para que não haja frustração de ambas as partes. Considerando a ferramenta SMART a meta definida entre o educando e o educador deve ser específica, mensurável, alcançável, relevante e temporal, ou seja, deve-se traçar algo claro que podemos medir se foi alcançado ou não, possível de ser atingido, importante para a melhoria da saúde do educando dentro de um tempo determinado. Como exemplo podemos citar o paciente submetido a cirurgia de prótese total de joelho que no terceiro dia após cirurgia tem como meta o ganho de amplitude de movimento até 90 graus. Destacamos, porém, que esta pode ser alterada conforme estado clínico do paciente e definição junto ao mesmo e sua família.

■ VISITA DA EQUIPE ASSISTENCIAL

No HAOC iniciou-se a visita do time multiprofissional composto pelo médico, enfermeiro, nutricionista, farmacêutico, fisioterapeuta, psicólogo entre outros profissionais que participam do plano de cuidado do paciente. Tem como principais objetivos estabelecer metas de cuidado multiprofissional, definir plano terapêutico, aumentar a afinidade e conectividade entre a equipe com paciente e família, criar sinergismo entre as ações dos profissionais de saúde aplicando o Modelo Assistencial.

Como principais resultados, temos o obletivo melhorar a participação ativa do paciente e família no plano de cuidados, reduzir o tempo de permanência dos pacientes com multimorbidades e/ou necessidade de reabilitação. As estratégias educativas, porém, devem ser estudadas e adaptadas conforme a população a ser trabalhada.

ALGUNS EXEMPLOS

Em casos de pacientes internados que receberam o diagnóstico de diabetes ou que iniciarão insulinoterapia, é solicitado pelo médico ou enfermeira referência (após o consentimento do médico) uma avaliação do Time de Melhores Práticas em Diabetes (equipe multiprofissional formada por farmacêutico, enfermeiro e nutricionista, com conhecimento específico de educação em diabetes) para iniciar um processo educativo que inclui conhecimento da doença, insulinoterapia, monitorização da glicemia, cuidados com alimentação e complicações agudas da doença, através de orientações verbais e escritas. Se o paciente apresentar lesão no pé, é realizado teste de sensibilidade e orientação de cuidado dos mesmos.

Todo o conteúdo citado consta no Manual de Orientações ao Paciente com Diabetes que é entregue pela equipe no primeiro dia. As orientações são reforçadas durante toda a internação não só pelo Time como também pela equipe assistencial da Unidade de Internação. Após a alta hospitalar, se o paciente quiser continuar seu acompanhamento na instituição, ele é encaminhado para o Centro de Obesidade e Diabetes, onde ele encontrará toda a equipe especializada.

No caso de paciente submetido a radioterapia, as orientações escritas foram divididas em um folder inicial, onde informações iniciais foram escritas de forma lúdica, acrescentando itens relacionados a execução da tomografia necessária para realizar o planejamento do tratamento. Esse folder facilita a comunicação entre os setores e promove um diálogo melhor do paciente/familiar com os colaboradores das duas áreas. A enfermeira referência realiza a consulta de enfermagem no primeiro dia de aplicação, onde vários dados são coletados, todos importantes para o planejamento do cuidado durante o tratamento. Foi criado um manual com informações sobre o tratamento, efeitos esperados, cuidados que previnam ou minimizem reações, contatos importantes, etc. Este manual utilizado atualmente já foi revisado três vezes, à medida que sentimos *feedback* do paciente e familiar, percebendo quais informações devem ser retiradas ou acrescentadas, para não gerar ansiedade extrema.

O manual é sempre lido em conjunto com o paciente/familiar, para sanar as dúvidas imediatas e fortalecer o vínculo entre eles. A sala de aplicação por si só é assustadora, pois é normalmente grande, fria (ar acondicionado), sem janelas (*bunker*) e tem vários equipamentos, principalmente o equipamento de radioterapia propriamente dito que ocupa grande parte da sala. Por isso, foi criado um vídeo que mostra uma aplicação de radioterapia para que os pacientes e familiares se sintam mais confiantes e tranquilos, pois o manual não demonstrava a aplicação propriamente dita, que é sempre uma situação carregada de mistério e de estigmas. Com o vídeo, o familiar pode participar junto com o paciente estes momentos que serão vividos somente por ele. Diminuindo a ansiedade dos familiares, estaremos ajudando também o bem-estar do paciente. A participação do familiar é sempre considerada, exceto nos momentos de aplicação, onde por motivos de proteção radiológica e seguimento da legislação sua presença é proibida. Normalmente a exposição dos vídeos diminui tanto o estresse causado pelo tratamento, que o paciente ou familiar nem solicitam sua presença física no momento real do procedimento.

No HAOC, os pacientes submetidos à colostomia são inseridos em um programa de educação com duração mínima de três visitas do enfermeiro onde o paciente e família são educados quanto aos cuidados e manuseio das bolsas de colostomia: no primeiro dia, o enfermeiro realiza a troca da bolsa sendo observada pelo paciente e familiar; na segunda visita o paciente e familiar em conjunto com o enfermeiro realiza a prática sanando dúvidas, para que na terceira visita o paciente e familiar se sintam seguros para realizarem o procedimento sozinhos, sob supervisão e assim se sentirem preparados para a reintegração social. Nesse processo envolve entrega de manual com informações escritas e ilustrativas além de orientações complementares de toda a equipe multiprofissional. O papel da nutricionista está relacionado à compreensão da relação entre o alimento ingerido e o funcionamento da colostomia e a assistente social tem seu papel fundamental na orientação quanto a busca dos recursos materiais fornecidos pelo sistema público de saúde.

■ EDUCAÇÃO INDIVIDUALIZADA

A individualização da educação deve, em primeiro lugar, estar baseada no ouvir o sujeito. Ouvindo, conseguimos conhecê-lo como pessoa que vive em determinado contexto com preceitos e preconceitos já estabelecidos e que devem ser respeitados durante o processo educativo. Conhecendo-o como ser humano, temos os subsídios necessários para expor conceitos, problematizar as situações e definir conjuntamente mudanças.

Acreditamos que o objetivo principal de um programa educativo na área de saúde é de dar autonomia aos educandos. A autonomia para o manejo da saúde vai se constituindo na experiência de inúmeras decisões que vão sendo tomadas no dia a dia, baseadas nas experiências de diversas situações. O educador instrumentaliza para que o educando desenvolva sua autonomia[1].

■ SABER FALAR

Da mesma forma que cabe ao educador saber ouvir é atribuído ao educando o saber falar. Expressar suas dúvidas, emoções, anseios e, principalmente, opiniões facilitam o processo educativo. A confiança entre as duas partes é também elemento essencial. É necessário criar meios de identificar o entendimento do paciente, quer seja verbal ou através da realização de alguma prática (auto aplicação subcutânea ou troca de uma bolsa de colostomia). Fazer o paciente ou familiar repetir o conteúdo também é uma forma de perceber o quanto o conteúdo fornecido pelo educador foi interpretado pelos educandos. Esse entendimento deve ser registrado, pois pode ser utilizado como fonte de informação para tomadas de decisões futuras ao decidirmos reforçar a educação ou finalizá-la.

No HAOC tem-se a preocupação em perceber se o momento da educação é propício para o paciente/família, pois muitas vezes o ambiente pode ser um fator dificultador no entendimento e, portanto, esse momento deve ser postergado.

Incentivamos durante todo o processo de educação a busca de novas informações por meio de *sites*, livros, discussão com outras pessoas e profissionais, visando envolver o paciente no encontro de novos conceitos e possibilidades e também no reforço dos conceitos clássicos abordados e reafirmados nessas buscas. Essa estratégia auxilia na credibilidade da informação fornecida pelos profissionais durante o programa[1].

Durante o processo educativo, o profissional da equipe multiprofissional tem o papel de identificar a capacidade e ação para o autocuidado de cada indivíduo, instrumentalizando-o para realizá-lo caso esse tenha condições de saúde para isso. Não sendo possível, cabe ao profissional identificar e capacitar algum membro da família ou um cuidador para assumir os cuidados. Entendemos que o cuidador pode ser um membro da família ou alguém designado pela mesma.

Ao internar no HAOC, o paciente é submetido a uma avaliação inicial com o objetivo de conhecer e entender suas necessidades e individualidades. Esse é o início do processo educativo e serve para auxiliar a adesão a este processo e consequentemente na conquista da meta. Esse processo educativo continua durante toda a internação, sempre que se fizer necessário e no dia da alta finalizam-se as orientações reforçando os principais conceitos/orientações de cuidado. Alguns pacientes são elegíveis para que seja realizado o contato pós-alta e com isso, se fortalece todo o processo educacional.

Nos pacientes que farão iodoterapia, o processo educativo começa até antes da internação quando é realizada uma consulta com a equipe assistencial que entrega o Manual da Iodoterapia (Figura 12.1) contendo os cuidados necessários para a internação. Quando esse paciente interna, no momento da realização da avaliação inicial pela enfermagem os cuidados são reforçados dando segurança ao paciente e sua família no processo de alta hospitalar e autocuidado.

Para o paciente submetido a transplante de órgãos, seu primeiro contato é com a enfermeira responsável pelo Transplante, que apresenta os termos de consentimento, orienta sobre preparo para o procedimento, cuidados com o doador, entregando um Manual de Orientações (Figura 12.1). Nesse momento, o paciente e doador (no caso de intervivos) são convidados a visitar os ambientes

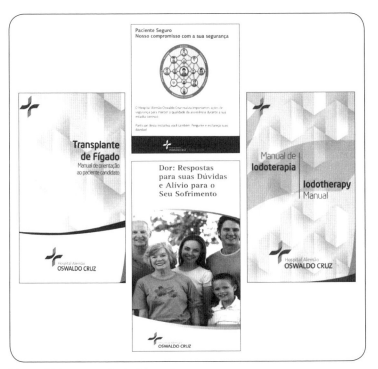

Figura 12.1 – Manuais de Educação.
Fonte: Arquivo do HAOC.

que participarão de todo o processo do transplante. Na Unidade de Internação, eles são apresentados a equipe assistencial. Na impossibilidade dessa visita, o enfermeiro coordenador, assim como outros profissionais (nutricionista, farmacêutico) participam da reunião de educação. A educação iniciada nesse dia continua durante todo o tempo de espera do transplante bem como no período de internação e pós-alta. No caso de doador vivo, além dessa consulta de enfermagem inicial, o caso é avaliado e todo o processo de doação é encaminhado ao Comitê de Bioética para validação.

Pacientes internados para colocação de prótese total de quadril ou joelho também são submetidos a um programa de educação que inclui o enfermeiro e o fisioterapeuta, que em conjunto orientam cuidados com a movimentação do membro operado e atividades da vida diária. A cada atividade com o fisioterapeuta, as orientações são reforçadas e realizadas na prática para a validação do entendimento. O paciente recebe também dicas de locais de aluguel de acessórios como andador, cadeira de rodas, etc. para facilitar a aquisição dos mesmos já no dia da alta: estas informações podem ser dadas pela assistente social ou até mesmo pelos outros profissionais da assistência, desde que os locais de referência já estejam validados pela assistente social.

Em casos de pacientes ambulatoriais com doenças crônicas, como câncer, insuficiência renal crônica, que se submetem a tratamento contínuo, o processo educacional começa no primeiro atendimento, quando o enfermeiro também faz uma avaliação inicial contendo todas as informações que servirá de base para o planejamento de seu autocuidado e sua rotina da vida diária. Como esse paciente retorna ao hospital muitas vezes, sempre há a oportunidade de reforço de educação e verificação de readaptações a sua rotina. Em todos os atendimentos o diálogo entre os profissionais e o paciente/familiar se dá através das necessidades do mesmo ou da percepção do profissional da necessidade do reforço do conteúdo ou a introdução de conceitos e condutas novas.

Tanto para os pacientes internados quanto os ambulatoriais, os registros sobre o processo educacional devem ser feitos rigorosamente buscando o embasamento para a continuidade do processo educacional, atentando ao aproveitamento do paciente/família no entendimento. São formas de registro: planos de educação, evoluções, orientação de alta (Figura 12.2), entre outros.

No HAOC o objetivo principal de todo o processo educativo é o empoderamento do paciente para ser reintegrado à sua vida social, estando preparado para esse momento.

O hospital se compromete a instrumentalizar o paciente e sua família fornecendo todo apoio necessário.

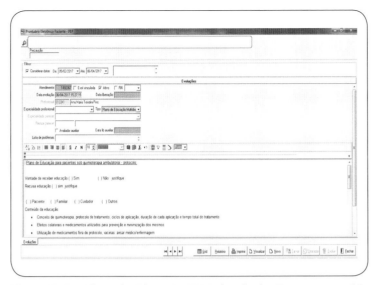

Figura 12.2 – Plano de Educação (*Print* da tela do Sistema prontuário eletrônico).
Fonte: Arquivo do HAOC.

◼ REFERÊNCIAS BIBLIOGRÁFICAS

1. Freire P. Pedagogia da autonomia: Saberes necessários a prática educativa. São Paulo: Paz e Terra, 1996.
2. World Health Organization (WHO). Otawa Charter for Health Promotion. Disponível em: URL: http://www.who.int.
3. Wallerstein N, Bernstein E. Empowerment education: Freire´s ideas adapted to Health education. Health Education Quarterly 1988; 15(4): 379-394.
4. Carvalho SR, Gastaldo D. Promoção à Saúde e empoderamento: Uma reflexão a partir das perspectivas crítico-social e pós-estruturalista. Revista Ciência & Saúde Coletiva. Disponível em URL: http://www.abrasco.org.br/cienciaesaudecoletiva/artigos/artigo_int.php?id_artigo=1279.
5. Funnell MM, Nwankwo R, Gillard ML, Anderson RM, Tang TS. Implemeting an Empowerment-Based Diabetes Self-management Education Program. The Diabetes Educator, 2005. Vol 31 (1) 53-61.
6. World Health Organization. "Health Topics" http://www.who.int/topics/health_education/en/.

7. Brandão CR. O que é educação. 2007. Editora Brasiliense. p.63,64.
8. Orem, DE. Nursing: Concepts of practice.2ªed. Nursing and self-care. New York. Mc Grau,1980. Ch 3. p-3-54.
9. Zago MMF. O ritual de orientação de pacientes pelos enfermeiros cirúrgicos: um estudo etnográfico. 1994. 154 p. Tese (Doutorado) - Escola de Enfermagem de Ribeirão Preto, Universidade de São Paulo.
10. Bartlett EE. Editorial: At last, a definition. Patient Educ.Couns. v. 7, p. 323-324, 1985.
11. Prochaska JO, Di Clemente C. Transtheorical therapy: Toward a more integrative model of change. Psycotherapy: Theory, Research and Practice, v. 20, p. 161-173, 1982.
12. Koloroutis M, Trout M. See me as a person. Page 12-18. Minneapolis, MN, Creative Health Care Management,2012.
13. Bretas ACP, Ratto MLR. Saúde, doença e adoecimento in: Bretas AC, Gamba MA. Enfermagem e saúde do adulto- p.29-36. Barueri, SP: Manole, 2006.

Desenvolvimento Profissional e Pessoal

Andrea Fini Santiago

■ CONDUTAS E COMPORTAMENTOS

As transformações que ocorreram nos últimos anos no cenário da saúde, nos permitem afirmar que o crescimento das organizações, o incremento da tecnologia e frequentes mudanças, fazem parte da realidade dos profissionais e das Instituições.

Além disso, temos cada vez mais pacientes que são participantes do seu cuidado e atuantes nas decisões que dizem respeito à sua saúde e bem-estar. Desta forma, captar e manter profissionais que atendam satisfatoriamente nesse contexto, torna-se um constante desafio e foco das ações de desenvolvimento das pessoas.

Os resultados são obtidos através do capital humano[1] e este, por sua vez, é que nos traz vantagem competitiva, especialmente em empresas que entregam esse referido resultado de maneira intangível, ou seja, na área da saúde, a experiência vivenciada e referida pautada na sensação de segurança e de cuidado.

Sendo assim, o HAOC tem o compromisso que vai além da instrumentalização técnica, que tem sua indiscutível importância, pois garante a execução dos processos, rotinas e protocolos como foram concebidos. Entendemos, portanto, que na nossa experiência, os esforços devem ser especialmente direcionados para o estabelecimento de um padrão de condutas e comportamentos que sejam compatíveis com a cultura organizacional e que reflita nas ações dos profissionais a prática do cuidado individualizado, integral e humanizado, que são premissas essenciais no Modelo Assistencial Hospital Alemão Oswaldo Cruz®.

Nos dias atuais, as gerações são comumente citadas como um fator que interfere na atuação dos profissionais. Muitas são as afirmações a respeito dessa variável, porém deve haver o cuidado para que rótulos não sejam atribuídos, pois há modelos mentais distintos. Obviamente a maneira de lidar com desafios e dificuldades não é igual e isso se deve aos diferentes recursos disponíveis, facilidade no acesso às informações, entre outros fatores. Vale ressaltar que a menção ao tema, objetiva destacar o papel da liderança tendo em vista a heterogeneidade presente nas equipes e este aspecto é somente um deles.

A capacitação dos profissionais é a base da qualidade assistencial[2] e o trabalho se dá no desenvolvimento das competências necessárias para que o profissional atue atendendo as premissas do Modelo Assistencial Hospital Alemão Oswaldo Cruz®. O profissional deve estar preparado para uma atuação multiprofissional e voltado ao atendimento das necessidades dos pacientes e família.

No HAOC o desenvolvimento do capital humano faz parte da estratégia organizacional, assim a busca por uma equipe qualificada e preparada para atender o nosso paciente/família, é objeto de preocupação constante.

■ COMPETÊNCIAS

O contato com a Cultura Organizacional e com o Modelo Assistencial Hospital Alemão Oswaldo Cruz® acontece quando o profissional se torna colaborador da Instituição e esse encontro com nossos valores e premissas é proporcionado nos treinamentos de integração, de admissão e também permeia todas as ações educacionais desenvolvidas no HAOC.

A área responsável pelo Desenvolvimento Profissional deve sustentar os demais pilares que embasam o processo de cuidar no Modelo Assistencial Hospital Alemão Oswaldo Cruz®. Assim, além de abranger treinamentos e capacitações mandatórios, busca atender de maneira pró ativa as demandas pautadas em diagnósticos de necessidades de aprendizagem feitos em parceria com os gestores, para a implantação de trilhas que garantam de forma sustentada a obtenção e aprimoramento das competências necessárias aos profissionais da área assistencial.

Temos um conjunto de competências que norteia as ações de desenvolvimento no HAOC.

Vale ressaltar que cada competência tem um conjunto de comportamentos que traz para prática o que de fato queremos dos colaboradores durante sua atuação.

O mapa de competências do HAOC foi revisitado em 2013. O objetivo dessa revisão foi com base no Modelo Assistencial Hospital Alemão Oswaldo Cruz®, incorporar as premissas do referido modelo aos comportamentos pertinentes às nossas competências. Assim, a visão compartilhada e humanização nas relações se tornaram presentes nos comportamentos descritos, passíveis de observação e de avaliação por parte dos gestores. Já no ano de 2015, fizemos uma nova revisão para aprimorar a descrição dos comportamentos buscando tornar mais assertiva a avaliação das equipes. Em 2017, vamos novamente revisitar nossas competências, com vistas ao planejamento estratégico.

Baseados nessa avaliação sistematizada, entendemos que se estabelece um monitoramento do desempenho por meio de comportamentos observáveis e mensuráveis, no momento em que as premissas do Modelo Assistencial Hospital Alemão Oswaldo Cruz® são levadas para uma avaliação de *performance*.

Quando falamos no desenvolvimento de pessoas, nos vem à mente o desenvolvimento profissional, isso porque estamos em um contexto de mercado de trabalho e tratando de questões corporativas, mas há um conceito que é bastante discutido e amplo que é a **educação ao longo da vida**, daí passamos a considerar não só o desenvolvimento profissional, mas também o pessoal.

▄▄ APRENDIZAGEM

Sabemos que a aprendizagem ocorre a todo o momento e durante toda nossa vida. As oportunidades de adquirir conhecimento são diversas e não somente aquelas em que nos encontramos em sala de aula. Essa compreensão é relevante para o entendimento do conceito de trilhas de aprendizagem, algo de que será explorado mais adiante.

O conceito de aprendizagem ao longo da vida permanece mal definido. Porém há uma importante publicação europeia de março de 2000, *Memorandum* sobre educação e formação ao longo da vida[3], que traz a seguinte definição: "a aprendizagem ao longo da vida (*lifelong learning*) não é apenas mais um dos aspectos da educação e da aprendizagem, ela deve se tornar o princípio diretor que garante a todos o acesso às ofertas de educação e de formação, em uma grande variedade de contextos de aprendizagem"[4].

Após a leitura dessa definição, percebemos que o conceito tem uma grande amplitude, pois engloba o cenário político e social e quando nos voltamos ao contexto nacional, especificamente falando em educação pública, temos a convicção que as Organizações assumem um papel preponderante no desenvolvimento e na formação das pessoas, pois, sem dúvida alguma, as Instituições são ambientes de aprendizagem.

O HAOC, leva em consideração a afirmação feita acima e por isso a efetiva implementação de um sistema de desenvolvimento de pessoas pautado na gestão por competências deve ser um horizonte contemplado e perseguido. A definição de um Sistema de Educação Corporativa é esta que citamos anteriormente e que configura um importante caminho para o alcance de objetivos tão arrojados e desafiadores[5].

Um SEC pode ser considerado uma evolução das áreas de treinamento e desenvolvimento (T&D), pois o foco deixa de ser somente o aprimoramento de habilidades e passa ser o desenvolvimento de competências críticas, ou seja, aquelas que não podem estar ausentes, além disso, as ações da educação corporativa contribuem para o sucesso do negócio, porque traz vantagem competitiva por meio das pessoas. Acreditamos que as atividades de treinamento, de capacitação e de atualização, contribuem para o fortalecimento da cultura organizacional e para as mudanças positivas de comportamento.

Utilizando os fundamentos da Educação Corporativa, o HAOC estruturou as ações educacionais, tendo como norteador o conjunto de competências estabelecido em nossa instituição e também considerando as necessidades dos colaboradores. A busca pelo planejamento das atividades da área de educação é contínua, o que nos permite ser mais proativos do que reativos, no entanto, estamos em uma instituição de saúde com uma dinâmica intensa, dessa forma, as contingências ocorrem o que, obviamente, nos faz repriorizar e redirecionar nossa atenção em diversos momentos.

A seguir discutiremos as diferentes atividades e estratégias utilizadas no processo de capacitação e desenvolvimento destes profissionais.

■ TREINAMENTO DE INTEGRAÇÃO E DE ADMISSÃO

A integração dos novos colaboradores tem um total de 18 horas (3 dias com carga horária de 6 horas). No primeiro dia fazemos a "socialização institucional" na qual apresentamos áreas que consideramos fundamentais neste contato inicial. Algumas delas são a equipe da Superintendência e a área de Qualidade e Segurança. A apresentação da nossa história também acontece nesse primeiro dia, o que traz mensagem de acolhimento, compromisso e desta maneira nossos valores começam a ser introduzidos.

Nas 12 horas seguintes, o foco está nas Normas Regulamentadoras e por consequência está também em um dos pilares do Modelo Assistencial Hospital Alemão Oswaldo Cruz® que é a qualidade e segurança. De forma abrangente e considerando aspectos que fazem interface com o cuidado ao paciente e família, o embasamento teórico proporcionado nesse momento, fundamenta as ações desenvolvidas pelo profissional.

O treinamento de admissão tem como um dos seus focos as técnicas críticas, ou seja, aquelas que são comumente realizadas no dia a dia e que tem determinada complexidade, mas há também conteúdos voltados para a discussão do modelo assistencial e outras oportunidades de conhecer nossa forma de assistir e assim o profissional começa a estabelecer a identificação com nossa cultura organizacional.

A simulação realística é utilizada como uma das estratégias para aproximar o profissional da nossa realidade, o que também nos favorece para avaliar o desempenho e a potencial identificação que há com o Modelo Assistencial Hospital Alemão Oswaldo Cruz®. Além da execução das técnicas propriamente ditas, a abordagem que é feita ao paciente e o estabelecimento de uma relação de confiança e humanizada, são aspectos observados e levados a uma discussão quando pertinente.

Há fatores que enriquecem nosso treinamento de admissão que é a parceria com as áreas que compõem o Hospital. Consideramos como um ganho, pois cada um traz sua expertise e diferentes dimensões da dinâmica institucional. Além disso, traz os pontos críticos da nossa prática e a condução de diferentes situações.

O compromisso assumido sobrepuja a instrumentalização técnica, mas há a busca de um ideal que é o de estimular o profissional a refletir sobre sua importância no processo de cuidar e por isso sedimentar em si o significado de sua atuação, pois deve estar apto para estabelecer vínculo entre os diversos profissionais que compõem a equipe, o corpo clínico, além do paciente e sua família e proporcionar a certeza de estar sendo cuidado de forma competente, responsável e harmoniosa.

■ INCUBADORA DE DESENVOLVIMENTO E APRENDIZAGEM

Para consolidar os conceitos aprendidos em sala de aula durante o treinamento e no centro de simulação realística, investimos na implantação da Incubadora de Desenvolvimento e Aprendizagem (IDA), uma Unidade de Internação, que tem estrutura idêntica às demais, incluindo escala de pessoal, rotinas e pacientes internados, mas com um diferencial: preparar o profissional da área de enfermagem que iniciará suas atividades profissionais para atuar nas demais unidades do Hospital, aliando o conhecimento teórico ao trabalho prático de forma a aplicar todas as premissas e os novos conhecimentos adquiridos.

A equipe desta unidade é treinada para receber os novos colaboradores e o perfil educador foi previamente identificado pelo setor de Educação Corporativa e pelo gestor da área. Juntamente com a equipe há um profissional da Educação Corporativa (enfermeiro) que monitora o desempenho deste novo colaborador de acordo com as competências/comportamentos esperados e obviamente o desenvolvimento técnico que compõe os critérios de avaliação. Além disso, esse profissional da Educação Corporativa, acompanha os colaboradores, após chegarem ao seu setor de destino, para observação direta de sua prática e também para participar de suas avaliações com o objetivo de sinalizar para os gestores as necessidades de desenvolvimento e aprendizagem.

O propósito desta estratégia é o fortalecimento do aprendizado, mas também privilegia a continuidade deste processo. O colaborador já toma contato com o contexto real de cuidado ao paciente e família, como também a interação com a equipe interdisciplinar, porém está no período de treinamento acompanhado por uma equipe que tem como objetivo oferecer suporte, contribuir para avaliação e na discussão das oportunidades de melhoria.

O acompanhamento do desenvolvimento deste profissional é documentado através de instrumentos específicos que auxiliam na identificação de gaps e direciona a ação daquele que está responsável por treinar/capacitar esse profissional (Anexo 13.1).

A importância da homogeneidade do atendimento em todo o Hospital é fortemente considerada. Acreditamos que deve haver a capilaridade das ações educacionais, fazendo com que o nosso paciente e família vivenciem a experiência de ser cuidado de forma convergente e harmoniosa.

Temos a convicção que as ações educacionais e o desenvolvimento das pessoas são meios de mudança, desta forma, as reflexões e decisões que tomamos buscam as transformações profundas e sustentadas.

■ TRILHAS DE APRENDIZAGEM

As trilhas de aprendizagem "representam a sequência completa de atividades de aprendizagem, prática e experiência necessária para tornar um colaborador independentemente produtivo em uma função ou tarefa. Sua principal contribuição é de acelerar o desenvolvimento dos profissionais para que eles atinjam o desempenho esperado no menor tempo possível"[6].

Para facilitar o entendimento, podemos visualizar um modelo de trilha de aprendizagem (Figura 13.1).

Essa estratégia tem o seu diferencial quando pensamos em desenvolvimento de competências, porque incrementa o processo de aprendizagem, de prontidão para a atuação, faz com que o profissional também se torne protagonista e responsável pelo seu crescimento frente às necessidades apresentadas e sua própria expectativa de evoluir na carreira.

Anteriormente, nos referimos às trilhas de aprendizagem para mostrar que a obtenção de conhecimento não acontece somente em sala de aula, onde, muitas vezes, há uma posição passiva do aprendiz na qual não age como um elemento ativo e envolvido com o seu aprendizado.

As trilhas de aprendizagem proporcionam e flexibilizam a escolha de quais recursos serão utilizados para o desenvolvimento de uma competência, ou seja, além de sala de aula que, obviamente

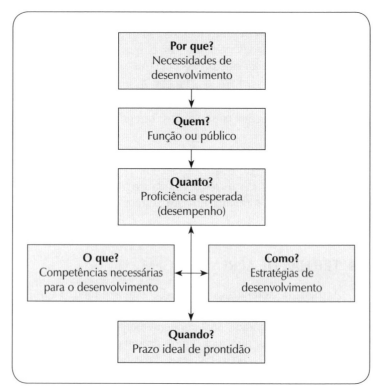

Figura 13.1 – Modelo de trilhas de aprendizagem[7].
Fonte: Cassimiro WT. Trilhas de Aprendizagem - Definição: revista T&D inteligência Corporativa [periódico na internet]. 2015 [acesso em 2016 julho 29];183: [aproximadamente 3 p.]."

tem seu valor, a leitura de livros para posterior discussão, a participação em times de melhores práticas para levar ao estudo aprofundado de determinado tema e em reuniões de projetos que podem agregar conhecimento, são algumas das estratégias possíveis neste cenário e são algumas das utilizadas no HAOC.

Quando falamos que o profissional se torna protagonista e responsável pelo seu desenvolvimento, nos referimos a essa busca autônoma de novos caminhos que possam levá-lo ao estado desejado e o papel da Instituição nesse processo passa a ser o de norteador para as melhores decisões e o de acompanhar a efetividade das ações tomadas.

Nós construímos uma trilha de aprendizagem para o Técnico de Enfermagem, na qual focamos em competências críticas. A dinâmica estabelecida além do momento presencial colocava uma atividade de leitura de textos pertinentes ao tema para posterior discussão e a entrega de uma resenha, para garantir a leitura. A proposta das trilhas de aprendizagem tinha consonância com a responsabilização que o profissional deveria levar para sua prática, tendo em vista que a discussão era conduzida para evidenciar o seu papel na equipe com os impactos de uma atuação desalinhada com o objetivo comum. Havia reflexões muito positivas e uma satisfação dos profissionais com a participação que os levava a retomar o compromisso com o cuidado colocando o paciente e família como centro da atenção.

FORMAÇÃO EM REFERÊNCIAS EDUCACIONAIS

Nosso crescimento é contínuo e não acontece só em infraestrutura e tecnologia, mas também no número de novos colaboradores. Manter a cultura organizacional e o alinhamento com os padrões preconizados são importantes motivações para o nosso trabalho.

Certamente, essa responsabilidade é compartilhada com as lideranças, pois estão presentes no dia a dia, porém a área de Educação também precisa estar presente, seja em atividades educacionais, propriamente ditas, como apoio em ações pontuais para o desenvolvimento do colaborador ou mapeando necessidades de aprendizagem.

Assim, a formação em referências educacionais (RE) é uma estratégia encontrada para disseminar e resgatar o papel dos profissionais como educadores e com isso estabelecer uma interface com aqueles que estão próximos à entrega do cuidado.

Nessa formação, compartilhamos conhecimentos voltados à educação de adultos, técnicas de apresentação/comunicação, método para desenvolvimento de ações educacionais e *feedback*. Além disso, apresentamos o contexto educacional no Brasil com o objetivo de fomentar a discussão sobre os problemas na qualificação dos profissionais.

Estimulamos os RE a desenvolver atividades conosco para aproximar sua prática à nossa e com isso proporcionar de forma consistente uma vivência voltada para o sucesso e para o desafio de atuar em uma área que tem como responsabilidade o desenvolvimento das pessoas.

■ O MODELO ASSISTENCIAL PERMEANDO NOSSAS AÇÕES

Costumamos dizer que, o Modelo Assistencial Hospital Alemão Oswaldo Cruz® é o "pano de fundo", presente em todas as nossas ações. Há os treinamentos que são diretamente voltados para o conteúdo do modelo, mas em toda abordagem feita, os valores institucionais e as premissas permeiam as intervenções realizadas.

Ao retomarmos os pilares do Modelo Assistencial Hospital Alemão Oswaldo Cruz®, Comunicação, Gerenciamento do Cuidado, Educação do Paciente e Família e Qualidade e Segurança, lembrando que Desenvolvimento Profissional e Pessoal é um deles. As ações educacionais estão presentes e direcionadas em cada um dos pilares, desde a manipulação do prontuário eletrônico que está inserido no pilar de comunicação, passando pelas questões de qualidade e segurança que tem um importante lugar em nossas prioridades até a sistematização da assistência de enfermagem (SAE) que diz respeito à gestão do cuidado.

Assim, podemos afirmar que as ações de desenvolvimento voltadas ao Modelo Assistencial Hospital Alemão Oswaldo Cruz®, possuem um caráter contínuo, porque além de intervenções pontuais, há o resgate frequente e sistemático daquilo que preconizamos para a nossa prática.

■ A ADESÃO ÀS AÇÕES EDUCACIONAIS: UM "CAPÍTULO A PARTE"

A adesão às ações educacionais, é tema constante em uma área de educação corporativa. O planejamento sempre leva à reflexão, de forma a identificar qual estratégia será mais efetiva para a participação e para obtenção de conhecimento por aqueles que são o público a ser envolvido.

A participação em nossos treinamentos, capacitações e atualizações são compulsórias aos colaboradores, mas a dinâmica hospitalar intensa e a falta de tempo dos profissionais impactam na potencial dedicação destes a essas atividades.

Tendo essa situação como cenário, identificamos a necessidade de otimizar o tempo das pessoas e concomitante a isso garantir a disponibilidade de acesso aos novos conteúdos. Em uma estrutura hospitalar o volume de mudanças é elevado, isso se deve às tecnologias incorporadas, a própria evolução e revisão dos nossos procedimentos, entre outros fatores.

O recurso utilizado foi o Ensino à Distância (EaD). Atualmente temos cerca de 50 treinamentos "no ar", com temas variados e um profissional que monitora a plataforma para estimular o uso da ferramenta e também para acompanhar o desempenho dos colaboradores, através de relatórios.

As ações presenciais continuam ocorrendo. Há conteúdos que não podemos abrir mão da presença do colaborador e por isso essa discussão acontece para definir a melhor estratégia, do ponto de vista de efetividade.

Nos últimos três anos, temos vinculado treinamentos institucionais, previamente definidos, ao Programa de Remuneração Variável (PRV). Para a escolha destes treinamentos avaliamos, quais são as principais mudanças e necessidades de disseminação de um conteúdo. O PRV é um reconhecimento aos colaboradores pela contribuição no desempenho institucional.

O DESAFIO DE MEDIR A EFETIVIDADE DAS AÇÕES EDUCACIONAIS

Faz parte de uma área estratégica medir o resultado de suas ações e demonstrar a contribuição para o alcance dos objetivos estratégicos.

O setor de Educação Corporativa como área estratégica tem como desafio demonstrar que agrega valor à instituição. Não é tarefa fácil evidenciar que as ações desenvolvidas por esta área impactam os processos positivamente.

As medidas objetivas e numéricas traz certa facilidade no sentido de apresentação de resultados, mas quando falamos em comportamentos, ou seja, aspectos qualitativos e subjetivos, experimentamos a sensação de que será mais difícil. Entendemos que a escolha correta dos indicadores e das fontes de informação pode tornar esse caminho mais suave. Temos a seguir alguns exemplos do que utilizamos para esta finalidade.

As fontes de informações e indicadores que nos evidenciam a presença de resultados são diversas, seguem algumas delas: auditoria interna, pesquisa de satisfação do cliente, avaliação por competências entre outras e com caráter técnico, os indicadores de controle de infecção e de gerenciamento de risco são fontes relevantes.

No decorrer do processo de mensuração de resultados, deve se considerar a diferença entre medir e avaliar. A avaliação inclui a obtenção da medida[8], por isso comparar as medidas com o histórico e com referenciais externos enriquecem o produto final deste trabalho e, sem dúvida alguma, fundamenta as tomadas de decisão.

Como já nos referimos anteriormente, o desempenho dos colaboradores no que diz respeito ao engajamento à nossa forma de assistir e atender é observável e mensurável, por isso as medidas que tornam nossas intervenções em algo "palpável" devem ter seu lugar garantido e constantemente reavaliado.

■ UMA REFLEXÃO

Apesar do trabalho intenso e da constante preocupação com a estruturação das nossas ações, temos inúmeras oportunidades de melhorar e aperfeiçoar nossa prática. Não entendemos que há um caminho pronto a ser seguido, mas sim um planejamento contínuo, avaliações sistemáticas deste planejamento, contato constante com os gestores para que a prática possa ser discutida e visualizada por mais de um ponto de vista. Há algo também muito importante e que deve ser ressaltado, que é ter uma equipe da área de Educação Corporativa consciente da responsabilidade e do significado do seu trabalho, de forma a estabelecer uma relação orgânica com a instituição como um todo.

Ensinar não é transferir conhecimento, não apenas precisa ser apreendido, mas também precisa ser constantemente testemunhado, vivido[9].

A área de Educação Corporativa convive com constantes desafios e sensação de que mais precisa ser feito, porque o conhecimento e a necessidade de desenvolvimento não têm limites. Assim consideramos que nossa motivação para o trabalho é:

- Contribuir com a implantação e manutenção da estratégia;
- Contribuir com o desenvolvimento das pessoas;
- Contribuir com a excelência operacional;
- Acompanhar e contribuir com a instrumentalização das pessoas para a mudança.

A palavra "contribuir" demonstra que há um papel importante das Organizações, mas o senso de propósito e o protagonismo deve estar presente em cada profissional que se compromete a entregar o seu melhor no momento em que cuida do outro.

O Modelo Assistencial Hospital Alemão Oswaldo Cruz® é uma importante diretriz para a gestão da assistência, é praticado por pessoas, que por sua vez, devem estar engajadas, motivadas e satisfeitas com o que estão fazendo, seja no cuidado direto ou proporcionando condições para que esse cuidado aconteça. Desta forma, podemos considerá-lo mais do que uma ferramenta de gestão, mas um caminho para transformação da prática.

▄ REFERÊNCIAS BIBLIOGRÁFICAS

1. Amorim WAC, Fischer AL. A aprendizagem organizacional e suas bases econômicas. Belo Horizonte: Nova Economia 2013 maio/agosto;23(2):101-137.
2. Siqueira ILCP, Petrolino HMBS, Sallum AMC. Modelo de desenvolvimento de profissionais no cuidado em saúde. São Paulo: Atheneu; 2013.
3. Alheit P, Dausien B. Processo de formação e aprendizagem ao longo da vida. São Paulo: Educação e Pesquisa 2006 janeiro/abril;32(1).
4. Commission of the EuropeanCommunities. Lisboa. Memorandum sobre educação e formação ao longo da vida. 2000 p.3.
5. Eboli M, Fischer AL, Moraes FCC, Amorim WAC. Educação Corporativa: Fundamentos, evolução e implantação de projetos. São Paulo: Atlas; 2010.
6. Willians J, Rosembaum S. Learning pathways: increase profits by reducing the time it takes employees to get up to speed. San Francisco: Pfeiffer/ASTD (American Society for Trainning & Developmet); 2004.
7. Cassimiro WT. Trilhas de Aprendizagem - Definição: Revista T&D Inteligência Corporativa [periódico na Internet]. 2015 [acesso em 2016 julho 29];183: [aproximadamente 3 p.]. Disponível em http://rtd.com.br/2015/08/19/trilhas-de-aprendizagem-parte-i-definicao/
8. Borges-Andrade JEB, Abbad GS, Mourão L. Treinamento, desenvolvimento e educação em organizações e trabalho: Fundamentos para gestão de pessoas. Porto Alegre: Artmed; 2006.
9. Freire P. Pedagogia da autonomia: Saberes necessários à prática educativa. São Paulo: Paz e Terra; 2011.

Anexo 12.1 – Modelos de instrumentos utilizados para monitoramento dos treinamentos *in locu*.
Fonte: Arquivo do HAOC.

Qualidade e Segurança

Marcia Utimura Amino, Sineli Tenório da
Silva Tavares, Suzana Maria Bianchini

■ CONSIDERAÇÕES GERAIS

Nas últimas quatro décadas, a qualidade na área de saúde passou a ser foco de atenção dos profissionais e das instituições. A preocupação com a possibilidade de gerar um resultado não desejado ao paciente, por consequência de falhas nas estruturas dos serviços e no processo de cuidar, instigou trabalhadores e gestores a buscarem estratégias para garantir a qualidade e a segurança ao paciente. Para tanto, as organizações governamentais e não governamentais, instituições de saúde públicas e privadas e pesquisadores vêm discutindo a implementação de estratégias e programas que promovam a qualidade dos serviços e a segurança dos pacientes e dos trabalhadores, empregando instrumentos que permitam avaliar a estrutura, o processo e os resultados alcançados, bem como mensurar a cultura de segurança do paciente entre os profissionais[1].

A discussão a respeito da qualidade pelos setores públicos e privados, como pelos prestadores de serviços e de produção, objetiva atender às expectativas dos usuários internos e externos, repercutindo nos modelos gerenciais, nos processos de trabalho e nas políticas de recursos econômicos, humanos e materiais[2].

■ QUALIDADE E SEGURANÇA: BASES CONCEITUAIS

Qualidade é um atributo imprescindível nas instituições de saúde por constituir-se tanto como um diferencial competitivo como um aspecto essencial da assistência prestada ao paciente e à sociedade, assumindo caráter político, técnico, ético e social[1]. É definida como o resultado do somatório das características de uma entidade, que lhe possibilita satisfazer as necessidades explícitas e implícitas dos usuários e de outros interessados[3]. Assume ainda o conceito de conjunto de propriedades de um serviço que o torna adequado à missão de uma organização, concebida como respostas às necessidades e às legítimas expectativas de seus usuários[4].

A *Joint Commission on Accreditation of Healthcare Organization* (*JCAHO*) conceituou qualidade em saúde como o grau, conforme o qual os cuidados com a saúde do usuário aumentam a possibilidade de desejada recuperação e reduzem a probabilidade de aparecimento de eventos indesejados, dado o atual estado de conhecimento[5].

Avedis Donabedian conceituou qualidade em saúde como a obtenção de maiores benefícios em detrimento de menores riscos ao paciente/usuário; benefícios que se definem em função do alcançável de acordo com os recursos disponíveis e os valores sociais existentes[6,7]. Esse estudioso traz a ideia de que a qualidade é construída pela avaliação assistencial que abrange a análise na estrutura, nos processos de trabalho e nos resultados. Nesse sentido, propôs um modelo avaliativo em saúde com base em três componentes, a saber: a estrutura (recursos humanos, físicos, materiais, financeiros e modelo organizacional), o processo (conjunto de relações empreendidas entre profissionais e clientes) e o resultado (efeitos na saúde do usuário em resposta ao cuidado empreendido)[6,8].

O *Institute of Medicine* (*IOM*) definiu a qualidade assistencial como grau em que os serviços de saúde para indivíduos e populações aumentam a probabilidade de resultados desejados e consistentes em função do conhecimento atual, propondo seis dimensões da qualidade para os sistemas de saúde, incluídas às temáticas relevantes ao paciente e à sociedade[8]:

- O cuidado em saúde deve ser seguro;
- O cuidado em saúde deve ser eficaz;
- O cuidado em saúde deve ser centrado no paciente;
- O cuidado em saúde deve ser oportuno;
- O cuidado em saúde deve ser eficiente;
- O cuidado em saúde deve ser equitativo.

Dessa forma, o cuidado seguro é um componente essencial da qualidade em saúde, tornando-se um desafio para gestores, profissionais e instituições a implementação de medidas que assegurem essa dimensão.

A Organização Mundial de Saúde[9,10] (OMS) define segurança do paciente como a ausência de danos desnecessários ou potenciais para o paciente, associados aos cuidados de saúde. Logo, a segurança é um princípio fundamental do cuidado, um componente crítico de gestão da qualidade e sua melhoria exige esforço complexo, abordagem abrangente e multifacetada para identificar e gerenciar riscos à segurança do paciente, como um todo.

Segurança consiste em evitar, prevenir e melhorar os resultados adversos dos processos de assistência à saúde e esta reside nos sistemas e nas pessoas, necessitando ser, ativamente, buscada e estimulada para se obter alta confiabilidade nos processos, componente essencial de uma prática assistencial dotada de qualidade, assegurando a confiança dos usuários em processos eficazes[11]. As temáticas qualidade em saúde e segurança do paciente tem como princípio comum a redução do risco de um dano desnecessário, associado ao cuidado de saúde, limitando-o a um mínimo aceitável[12].

A fomentação de uma cultura de qualidade e segurança pelas instituições de saúde torna-se ponto crucial para que este valor seja perceptível, na prática, pelos principais envolvidos na relação de cuidado: profissionais e pacientes e familiares. A cultura de segurança pode ser definida como o produto de valores, atitudes, percepções, competências e padrões de comportamento individuais ou em grupo que determinam o comprometimento, o estilo e a proficiência da gestão de saúde e segurança de uma organização[13]. Dessa forma, é evidente que o comportamento individual dos profissionais reflete este conceito e deve ser trabalhado e incentivado pelas instituições. As organizações com culturas de segurança positivas são caracterizadas pela comunicação fundada na confiança mútua, pela percepção compartilhada da importância da segurança e pela confiança na eficácia das medidas preventivas[14]. (Reason, 1997).

■ QUALIDADE E SEGURANÇA NAS INSTITUIÇÕES DE SAÚDE

No Brasil várias ações governamentais foram implementadas tendo como foco a segurança do paciente, como a criação da Rede Brasileira de Hospitais Sentinelas, operando como observatório do uso de tecnologias para o gerenciamento de riscos à saúde. A Agência Nacional de Vigilância Sanitária (ANVISA), em sua Resolução de Diretoria Colegiada (RDC) 63, de 25 de novembro de 2011, instituiu as boas práticas para o funcionamento dos serviços de saúde, que tem como objetivo estabelecer os requisitos para tal, fundamentados na qualificação, humanização da atenção e gestão, redução e controle de riscos aos usuários e ao meio ambiente[1,15]. A RDC 63/2011 indica que os serviços de saúde adotem estratégias e ações destinadas aos seguintes tópicos: identificação do paciente, higienização das mãos, prevenção e controle de eventos adversos relacionados à assistência, à saúde, segurança cirúrgica, administração segura de medicamentos, sangue e hemocomponentes, prevenção de quedas e de úlceras por pressão e orientações para estimular a participação do paciente na assistência prestada[1].

Outra resolução criada pela ANVISA, com o Ministério da Saúde (MS) refere-se à Portaria 529/2013 que instituiu o Programa Nacional de Segurança do Paciente (PNSP), regulamentado pela RDC 36/2013, estabelecendo ações para promover a segurança do paciente e contribuir para a qualidade dos serviços de saúde[1,16,17]. A referida portaria determina a obrigatoriedade pelos estabelecimentos de saúde da implantação de um núcleo de segurança do paciente, passando a ser compulsória a notificação mensal de eventos adversos associados à assistência à saúde. O PNSP objetiva promover melhorias relativas à segurança do paciente, prevenindo e reduzindo a incidência de eventos adversos por ocasião do atendimento e da internação e está estruturado em quatro eixos: estímulo à prática assistencial segura, o envolvimento do cidadão em sua segurança, a inclusão do tema no segurança do paciente no ensino e o incremento de pesquisa sobre o tema[17]. Desse modo, pretende-se disseminar os aspectos da cultura de segurança nas instituições públicas e privadas, envolvendo os profissionais, os pacientes e profissionais e os serviços, fomentando o emprego de mecanismos que estimulem a notificação das ocorrências, como ação de aprendizado, prevenção de erro, considerando a falibilidade humana.

O PNSP estabeleceu seis protocolos destinados à prevenção de eventos adversos envolvendo os seguintes temas: cirurgia segura; higiene das mãos; identificação do paciente; prevenção de quedas; segurança medicamentosa e úlcera por pressão. A RDC 36/2013 determina como responsabilidade dos núcleos de segurança do paciente, a implementação dos protocolos nos serviços de saúde, sendo estes componentes compulsórios dos planos locais de segurança do paciente nos estabelecimentos de saúde[1,16], construídos com base nas melhores práticas e recomendação para o cuidado seguro, constituindo-se em um guia sistematizado na atenção à saúde.

Outras iniciativas brasileiras incluem o portal Proqualis da Fundação Oswaldo Cruz (Fiocruz), o Instituto para Práticas Seguras no Uso de Medicamentos (ISPM Brasil) e a Rede Brasileira de Enfermagem e Segurança do Paciente (Rebraensp), com a finalidade precípua de disseminar o conhecimento e sedimentar a cultura de segurança do paciente nas organizações de saúde, instituições de ensino e sociedade[16].

A avaliação em saúde é imprescindível quando se trata de qualidade e segurança nesta área. Mensurar resultados e, sobretudo, atuar baseando-se nas evidências científicas são princípios da gestão de qualidade e dessa forma, os indicadores de qualidade ou de desempenho institucional constituem-se em ferramentas de monitoramento da qualidade, de geração de informações com vistas à melhoria dos programas de qualidade implementados nas organizações de saúde[1].

Indicadores são medidas quantitativas, que podem ser utilizadas para monitorar e avaliar, a qualidade de cuidados providos aos usuários e às atividades dos serviços, não como medida direta, mas, um sinalizador para assuntos específicos de uma organização de saúde e que necessitam de acompanhamento e revisão periódica[5]. Os indicadores fornecem dados concretos da realidade, equacionando a questão da viabilidade dos resultados. Para esse autor, a combinação da análise do processo e do resultado significam uma cadeia ininterrupta de meios antecedentes, seguida de fins intermediários, que são meios para outros fins[18]. Outra medida de resultado da qualidade em saúde é a experiência do paciente, geralmente, expressa por meio de pesquisas, refletindo resultados intrínsecos e identificando problemas não observados por outros métodos, corroborando a premissa do cuidado centrado no paciente do IOM[9].

O monitoramento dos indicadores de qualidade assistencial pelas instituições de saúde, bem como a divulgação dos resultados podem contribuir para que os profissionais de saúde aprimorem seus processos de trabalho, buscando o *benchmarking* e melhorias com a finalidade de promover a segurança do paciente e a qualidade do próprio serviço.

Nessa ótica, a segurança do paciente, por sua complexidade, simboliza um dos maiores desafios para a implantação de melhoria nos processos de qualidade nos serviços de saúde. A ocorrência de erros relacionados à assistência à saúde e suas consequências podem contribuir para o desgaste da imagem dos profissionais e das instituições de saúde e ocasionar danos, muitas vezes, irreparáveis ao paciente.

O monitoramento de indicadores de qualidade é uma atividade planificada e sistemática para identificar problemas ou situações que devem ser estudadas de forma profunda ou ser objeto de planejamento e intervenção para melhoria nos serviços de saúde[16].

Os critérios de seleção dos indicadores a serem utilizados na instituição partem da premissa de que devem ser coerentes com a organização e apresentar as seguintes características:

- Exatidão: possibilidades mínimas de erro;
- Confiabilidade: mesmas medidas podem ser obtidas por diferentes pesquisadores, frente a um mesmo evento;
- Pertinência: estar correlacionado ao fenômeno ou critério que está sendo examinado;
- Simplicidade: fácil de entender – a facilidade para que qualquer um tire suas conclusões a partir de um indicador é fundamental para a sua utilidade;
- Validade: medir efetivamente o fenômeno ou critério;
- Sensibilidade: detectar as variações no comportamento do fenômeno que examina;
- Econômico: indicadores que dão trabalho para serem calculados não funcionam;
- Disponível a tempo: dados atrasados não representam mais a situação atual, devem estar disponíveis antes que a situação mude;
- Compatível: ser compatível com os métodos de coleta disponíveis[16].

No âmbito hospitalar, indicadores assistenciais vêm sendo empregados, como a incidência de queda de paciente, a incidência de extubação não planejada, a incidência de perda de sonda nasoenteral, a incidência de lesão por pressão, erro de medicação e a incidência de flebite[19].

Em vários países, os hospitais monitoram dados de indicadores, a fim de melhorar a qualidade do atendimento e orientar processos de melhoria, permitindo maior transparência nos cuidados prestados[20]. Entretanto, os mesmos autores afirmam que a coleta dos indicadores implica um trabalho gerencial intenso e, portanto, o uso da informação deve ser otimizado e repercutir na melhoria assistencial.

Para mensuração interna da qualidade dos serviços de saúde, uma das estratégias, é a incorporação de auditorias, que consistem na avaliação sistemática da qualidade da assistência prestada ao paciente, pela consulta ao prontuário e entrevista com o paciente[21]. As aplicações desses métodos contribuem para avaliar o processo assistencial gerando subsídios para comparar setores/serviços, abrindo a possibilidade de redefinição de processos e redimensionamento de recursos humanos, materiais ou financeiros[22].

Outra estratégia para mensurar a qualidade das instituições é o processo de Acreditação, que consiste em uma avaliação externa voluntária, por meio da qual uma organização, em geral não governamental, avalia periodicamente a instituição para determinar se a mesma atende a um conjunto de padrões concebidos para melhorar a qualidade do cuidado ao paciente. É um método de consenso, racionalização e ordenação das instituições hospitalares e, principalmente, de educação permanente dos profissionais e que tende a garantir a qualidade da assistência por meio de padrões previamente estabelecidos[23]. No Brasil, os programas de Acreditação de instituições de saúde mais difundidos são a Organização Nacional de Acreditação (ONA), *Joint Commission International* (JCI) e a *Accreditation Canada International*.

■ PILAR QUALIDADE E SEGURANÇA NO MODELO ASSISTENCIAL HAOC

O HAOC busca assegurar a melhoria contínua do processo assistencial por meio de diversas ações, a fim de disseminar a cultura da qualidade e segurança e garantir que o atendimento ao paciente e família aconteça de forma uniforme, eficiente e segura. As práticas baseadas em evidências são utilizadas para embasar políticas, procedimentos e rotinas institucionais, são ferramentas para o gerenciamento do cuidado, tais como mapas de cuidados, protocolos, prescrições padronizadas que trazem o benefício de redução da variabilidade nas práticas, servindo de parâmetro para a padronização de condutas e buscando os melhores desfechos para os pacientes.

INDICADORES DE QUALIDADE E SEGURANÇA

No intuito de garantir uma prática segura, baseada em evidências científicas, o emprego de indicadores e a gestão de seus resultados surgem como uma das ferramentas destinadas a monitorar a qualidade de um serviço, com eficiência, eficácia, confiabilidade e completude de processos, constituindo-se, assim, em um valioso instrumento para a avaliação dos serviços de saúde. Os indicadores de qualidade e segurança na instituição, suportam e mensuram as suas ações e correspondem a medidas clínicas, administrativas e àquelas diretamente relacionadas às metas internacionais de segurança do paciente. Estão voltados ao monitoramento de processos que apresentam alto risco ou àqueles relacionados à segurança dos pacientes e/ou à gestão do risco, procedimentos de grande volume, questões contingenciais/emergenciais e à cadeia de valor e seus processos críticos.

O gerenciamento dos protocolos por indicadores permite identificar o desempenho comparativo da instituição e subsidia a implantação de melhorias para sustentar o reconhecimento da instituição pela sociedade por sua excelência em cuidar de pessoas e refletem a qualidade da assistência prestada. Para cada indicador há um responsável pelo seu cálculo, inserção dos dados no sistema, realização da análise crítica e elaboração de plano de ação para correção de resultados não desejados. Os indicadores podem ser acessados pelos colaboradores por meio de sistema informatizado, com a possibilidade de consulta a ficha técnica, resultados, análise crítica e plano de ação e os indicadores que apresentaram maior variabilidade são apresentados mensalmente e discutidos.

O Comitê de Análise dos Indicadores de Qualidade e Segurança, responde pelo monitoramento, análise, aprovação, manutenção, suspensão e revisão de indicadores e a alta liderança recebe relatório mensal de monitoramento dos indicadores de qualidade e segurança.

CULTURA DE SEGURANÇA

Para o HAOC, a responsabilidade pela segurança do paciente é compartilhada com todos os profissionais, independente da função que exerce. Pacientes e familiares devem ser incluídos como parceiros e devem entender a sua própria responsabilidade, na sustentação da segurança.

O HAOC busca criar um ambiente que encoraje todos os colaboradores a relatar ocorrências de eventos adversos, falhas ou quase falhas por meio de um formulário de notificação, para que a equipe de gerenciamento de riscos possa avaliar o processo e determinar onde há oportunidades de melhorias no fluxo relacionado, elaborar ações para mitigar os riscos, reduzir recidivas de eventos por meio da lição aprendida e finalmente comunicar os fatos e as correções adotadas no processo de melhoria contínua.

Consonante com os objetivos estabelecidos pelo Programa Nacional de Segurança do Paciente[16], a instituição implementa ações para promoção de cultura de segurança, como:

- Estimular a eficácia de medidas preventivas, através de práticas consistentes e seguras.
- Manter um ambiente no qual se possa relatar e buscar soluções para questões de segurança do paciente e qualidade dos cuidados, sem receio de reprimenda ou punição;
- Promover o aprendizado organizacional também, pela experiência com incidentes;
- Buscar o envolvimento do paciente nos processos assistenciais;
- Assumir responsabilidade pela sua própria segurança, pela segurança de seus colegas, pacientes e familiares;
- Proporcionar recursos, estrutura e responsabilização para a manutenção efetiva da segurança.
- Valorizar o ensino e a pesquisa;
- Promover a cultura justa;
- Priorizar a segurança acima de metas financeiras e operacionais;
- Avaliar a cultura de segurança institucional;
- Implementar ações com foco nas metas de segurança do paciente.

▰ PROGRAMA PACIENTE SEGURO

Para reduzir a ocorrência de eventos adversos, medidas que objetivam tornar o paciente um membro ativo, ofertando a oportunidade de participar das decisões e dos cuidados a ele prestados, tem atingido bons resultados[24]. Diante disso, o HAOC instituiu o Programa Paciente Seguro (Figura 14.1), que busca divulgar as metas internacionais de segurança do paciente e gerenciamento da dor, estabelecendo estratégias para a participação do paciente e familiar no processo assistencial, tendo como foco o cuidado seguro, estimulando o paciente a participar de seu e encorajá-lo a perguntar, ouvir e conversar com as equipes assistenciais.

O conteúdo das informações do Programa Paciente Seguro faz referência às seguintes questões: Identificação do Paciente;

- Comunicação efetiva;
- Segurança na administração de medicamentos;
- Segurança nos procedimentos e cirurgias;
- Higienização das mãos;
- Prevenção de queda;
- Cuidados com a dor.

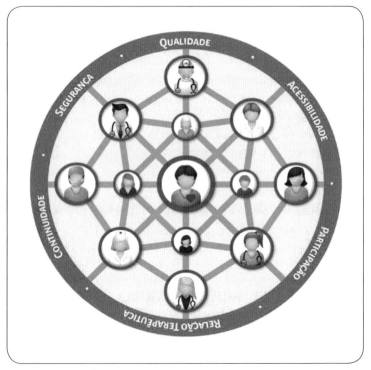

Figura 14.1 – Símbolo do Programa Paciente Seguro.
Fonte: Senders JW. My adventures as a hospital patient. Qual Saf Health Care. 2002:11;365-8

■ GERENCIAMENTO DE RISCO

Trabalhando ainda para implementação de uma cultura de segurança sólida, a estruturação da área de Gerenciamento de Risco, cujo objetivo é ser proativo na redução dos riscos clínicos ao nível mais baixo razoavelmente viável, além do controle de substâncias químicas perigosas em uso nos hospitais, microrganismos, irradiações e demais riscos decorrentes do ambiente e de equipamentos[25].

O HAOC integrou a gestão da qualidade, gerenciamento de risco e Núcleo de Segurança do Paciente (NSP) para articulação, promoção, incentivo e apoio a implementação de ações voltadas para a segurança do paciente, na condução de ações para a melhoria da segurança do paciente e qualidade assistencial. O escopo de atuação abrange as áreas que compõem e integram o hospital, como unidades externas assistenciais e administrativas, incluindo terceiros e prestadores de serviços.

A notificação de ocorrência de eventos é estimulada em todas as áreas, como foco no fortalecimento de uma cultura justa e não em uma cultura punitiva. As notificações de eventos adversos e quase falhas são encaminhadas ao Gerenciamento de Risco, que analisa, classifica e direciona aos envolvidos para que as eventuais medidas de correção de estrutura e processos sejam revisados.

Para a análise de eventos e implementação de ações corretivas, são utilizadas as ferramentas de qualidade amplamente difundidas e conceituadas, que contribuem para o aprendizado coletivo e sustentação da cultura de segurança. Os eventos são classificados de acordo com padrões estabelecidos.

■ PROTOCOLOS GERENCIADOS

Outra iniciativa adotada pelo HAOC são os Protocolos Clínicos Gerenciados, constituídos por diretrizes assistenciais que visam garantir uma prática clínica, conforme já citado no Capítulo 4, com qualidade e segurança ao paciente[26], que tem como finalidade padronizar o atendimento e a tomada de decisão garantindo ao paciente uma assistência integrada, segura e de qualidade. Além disso, as diretrizes propiciam às equipes o planejamento, o direcionamento, a priorização de ações e a otimização de condutas terapêuticas, favorecendo assim os melhores resultados como: a redução de mortalidade, do tempo de permanência hospitalar, dos custos e das reinternações.

Os resultados alcançados, portanto estão nas evidências de melhoria da segurança do paciente por meio do atendimento imediato e do acompanhamento dos indicadores de qualidade.

Foram definidos sete protocolos clínicos a partir da correlação com as áreas foco definidas no planejamento estratégico da instituição e que abrangem situações críticas que demandam uma prontidão assistencial: Acidente Vascular Cerebral, Profilaxia de Trombo Embolismo Venoso, Sepse grave e choque séptico, Síndrome Cronorariana Aguda com Supradesnivelamento de ST e Dor torácica. Além desses, a atuação do Time de Resposta Rápida e o Protocolo de assistência a pacientes com risco de agressão também são monitorados.

■ AUDITORIAS

O HAOC optou por duas modalidades de auditoria interna, denominados:

- Auditoria das terças-feiras de Qualidade e Segurança do Paciente: realizada quinzenalmente, com foco direcionado às Metas Internacionais de Segurança do Paciente, Gerenciamento da Dor e Programa Paciente Seguro (Anexo 14.1).
- Auditoria interna HAOC: realizada semestralmente, com foco nos processos assistenciais; conta com uma equipe de 80 profissionais das mais diversas áreas, utilizando um instrumento específico.

Em sua essência, ambas estão integradas e tem como foco, os setores assistenciais e unidades ambulatoriais externas, onde são avaliados os processos relacionados aos capítulos e metas Internacionais de segurança do paciente, utilizando como referencial, o Manual de Padrões da *Joint Commission International* para Hospitais[27].

Nessa atividade, a implementação dos processos direcionados a segurança do paciente são acompanhadas no ponto do cuidado, verificando as conformidades relacionadas à adesão aos padrões de qualidade e segurança. As estratégias adotadas para avaliação são: observação direta das atividades e processos; entrevista com paciente, familiar ou acompanhante; entrevista com profissional (colaborador, equipe médica, terceiros e parceiros) e verificação direta de documentos institucionais, registros em prontuário, equipamentos e o ambiente do cuidado.

Para suporte ao processo de auditoria interna é imprescindível, a formação e capacitação de uma equipe multiprofissional de profissionais atuantes na instituição, onde os auditores exercem suas atividades respeitando padrões estabelecidos, abrangendo a educação, o apoio e estimulo aos colaboradores, pacientes e familiares, no atendimento a uma prática assistencial segura.

Uma das principais estratégias para manutenção de padrões de excelência, é a busca por avaliações externas periódicas, de organizações nacionais e internacionais de certificação e acreditação, voltadas a verificação de medidas de melhoria da qualidade e resultados assistenciais do serviço prestado ao paciente.

CONSIDERAÇÕES FINAIS

Um modelo assistencial centrado no paciente e família deve ser sustentado por um pilar de qualidade e segurança, que reflete uma estrutura de práticas baseadas em evidências, promovendo processos assistenciais em que o comportamento profissional individual e as práticas do cuidado evidenciam uma cultura de segurança que promove os melhores resultados possíveis.

O HAOC sustenta a vocação de cuidar de pessoas, aliando competência, segurança e tecnologia, refletidos na excelência de atendimento a população que nos procura, implementando processos voltados a incorporação da qualidade e segurança do paciente como valor na cultura organizacional. Um dos desafios é fortalecer a cultura de segurança entre todos os colaboradores, de forma sistêmica e ampla para envolver os colaboradores que respondem pela assistência direta e também os serviços de apoio.

Diante desse cenário temos a preocupação não só de produzir ferramentas e indicadores relacionados à segurança e qualidade do paciente que pudessem ser utilizados na atenção primária em qualquer ambiente de saúde, mas também assegurar a melhoria contínua do processo assistencial por meio de diversas ações, a fim de disseminar a cultura da qualidade e segurança e garantir que o atendimento ao paciente e família aconteça de forma uniforme, eficiente e segura.

O HAOC tem como prioridade a qualidade do atendimento e a segurança do paciente, características que permeiam todas as atividades da equipe interdisciplinar e as etapas do processo assistencial ao colocar o paciente e família no centro do cuidado e por meio de medidas que visam evitar, prevenir, identificar, avaliar, gerenciar e monitorar os riscos reais e potenciais à segurança do paciente, colaborador, **ambiente assistencial** e **meio ambiente**.

REFERÊNCIAS BIBLIOGRÁFICAS

1. Bianchini SM. Avaliação do evento queda de paciente no âmbito hospitalar: um estudo de caso [tese]. São Paulo: Escola de Enfermagem, Universidade de São Paulo; 2015.
2. Tronchin DMR. Indicadores de enfermagem no âmbito hospitalar: revisão integrativa de literatura [tese livre-docência]. São Paulo: Escola de Enfermagem, Universidade de São Paulo; 2011.
3. Fundação Nacional da Qualidade (FNQ). Rumo à excelência: critérios para avaliação do desempenho e diagnóstico organizacional – Prêmio Nacional da Gestão em Saúde (ciclo 2006-2007). São Paulo: FNE/CQH, 2006.
4. Mezomo JC. Gestão da qualidade na saúde: princípios básicos. São Paulo: Manole, 2001.
5. Joint Commission on Accreditation of Healthcare Organization (JCAHO). Characteristics of clinical indicators. QRB Qual Rev Bul. 1989;15(11):330-9.
6. Donabedian A. The methods and findings of quality assessment and monitoring: an illustrated analysis. Michigan: Health Administration Press; 1985.
7. Donabedian A. The seven pillars of quality. Archieves of Pathology & Laboratory Medicine. 1990; 114 (11): 1115-8.
8. Wachter R. Compreendendo a segurança do paciente. 2ª ed. Porto Alegre: AMGH; 2013.
9. World Health Organization. World Alliance for Patient Safety, Taxonomy: the concept framework for the International Classification for Patient Safety: final technic report. Genebra; 2009.
10. World Health Organization. Estrutura Conceitual da Classificação Internacional sobre Segurança do Doente. Relatório Técnico Final. 2011.
11. Vincent C. Segurança do paciente: orientação para evitar eventos adversos. São Caetano do Sul: Yendis Editora; 2009. p 15-39.
12. Runciman W, Hibbert P, Thomson R, Van Der Schaaf T, Sherman H, Lewalle P. Towards an international classification for patient safety: key concepts and terms. Int J Qual Health Care. 2009;21(1):18-26.
13. Reason J. Managing the risks of organizational accidents. Inglaterra: Ashgate Publishing Limited, 1997.
14. Advisory Committee on the Safety of Nuclear Installations (ACSNI). Organising for safety: Third report. Study group on human factors. Health and Safety Commission. England, 1993.preventivas (ACSNI, 1993).

15. Brasil. Agência Nacional de Vigilância Sanitária. RDC n° 63 de 25 de novembro de 2011. Dispõe sobre os Requisitos de Boas Práticas de Funcionamento para os Serviços de Saúde. Diário Oficial da União, Brasília, DF, 28 nov. 2011.
16. Brasil. Agência Nacional de Vigilância Sanitária. Resolução da Diretoria Colegiada – RDC Nº 36 de 25 de julho de 2013. Institui ações para a segurança do paciente em serviços de saúde e dá outras providências. Diário Oficial da União, Brasília, DF, 2 abr. 2013. Seção 1:43.
17. Brasil. Ministério da Saúde. Documento de referência para o Programa Nacional de Segurança do Paciente. Brasília: Ministério da Saúde; 2014.
18. Donabedian A. The role of outcomes in quality assessment and assurance. QRB Qual Rev Bull. 1992;18(11):356-60.
19. Compromisso com a Qualidade Hospitalar (CQH). Manual de Indicadores de Enfermagem. 2ª ed. São Paulo: NAGEH, APM/CREMESP; 2012.
20. De Vos M, Graafmans W, Kooistra M, Meijboom B, Van der Voort P, Westert G. Using quality indicators to improve hospital care: a review of the literature. International Journal for Quality in Health Care. 2009; 21(2):119-29.
21. Motta ALC. Auditoria de Enfermagem. In: Auditoria de Enfermagem nos Hospitais e Operadoras de Planos de Saúde. 5 ed. São Paulo: Ed. Iátria, 2010.
22. D'Innocenzo M, Adami NP, Cunha ICKO. O movimento pela qualidade nos serviços de saúde e enfermagem. Rev Bras Enferm 2006:59(1): 84-8.
23. Pan American Health Organization. World Health Organization. 27th Pan American Sanitary Conference. Washinghton DC, 2007.
24. Senders JW. My adventures as a hospital patient. Qual Saf Health Care. 2002:11;365-8
25. 25. Kuhn AM, Youngberg BJ. The need for risk management to envolve to assure a culture of safety. Quality and Safety in Healthcare Journal. 2002:11(2):158-162.
26. 26. Corrêa AG. Comparação de um protocolo gerenciado de insuficiência cardíaca de um hospital privado com as diretrizes assistenciais de um hospital universitário de São Paulo [tese]. São Paulo: Faculdade de Medicina,Universidade de São Paulo; 2013.
27. 27. Padrões de Acreditação Internacional da Joint Commission International para Hospitais, 5ª edição. Consórcio Brasileiro de Acreditação de Sistemas e Serviços de Saúde – Rio de Janeiro: CBA:2014.

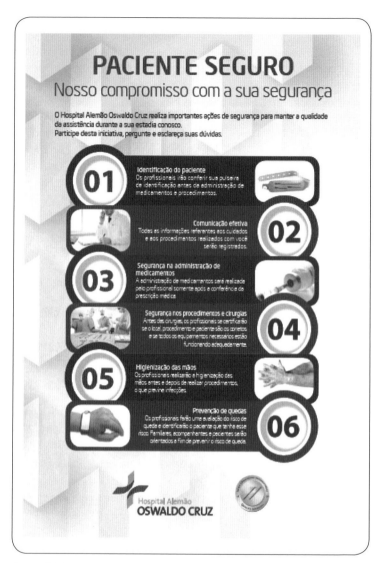

Anexo 14.1
Fonte: Hospital Alemão Oswaldo Cruz.

O Papel do Médico no Modelo Assistencial

Fernando G. Zampieri

A ATIVIDADE MÉDICA

A Atividade Médica é atávica ao homem. Desde a infância, todos entendemos o papel do médico em fazer diagnósticos, prescrever tratamentos e dar seguimento ao cuidado de enfermos nas mais variadas circunstâncias. Entretanto, desafios nos últimos séculos alteraram profundamente a relação de trabalho do médico com seu paciente e com outras profissões inter-relacionadas. Embora historicamente a enfermagem surja como a maior parceira e aliada do médico, outras profissões contribuem, hoje, muito para o cuidado pleno do enfermo, seja na fase de prevenção, diagnóstico, tratamento e reabilitação.

O papel do médico na sociedade é descrito pela Lei 12.842 de 2013, que define o atendimento médico na promoção, a proteção e a recuperação da saúde; na prevenção, o diagnóstico e o tratamento das doenças e na reabilitação dos enfermos e portadores de deficiências (*ipsis litteris*, no seu artigo segundo). A lei, entretanto, é pobre ao estabelecer limites de interação com outras áreas e torna-se, portanto, vaga demais para uma conjuntura complexa como é o atendimento transdisciplinar atual. Há uma escaramuça sobre os limites reais de atuação de cada uma das profissões envolvidas. Mais do que auxiliar a multiprofissionalidade, tais discussões frequentemente enfraqueceram o coletivo de atenção ao enfermo e perdeu-se em entraves e dúvidas de pouca ou nenhuma relevância ao paciente.

Nesse contexto de mudanças, entender o papel do médico no modelo hospitalar é um desafio. Há alguns entraves. O primeiro envolve compreender o que é prerrogativa do médico e aquilo que não é; o segundo é entender como a multiprofissionalidade pode ser envolvida no cuidado com respeito mútuo a todas as suas áreas de atuação.

Inicialmente, esmiuçaremos o papel do médico nas três fases de cuidado. Na sequência, falaremos sobre seu papel coordenador da equipe multiprofissional e sobre a definição de plano terapêutico. Descreveremos a interação entre o médico e as áreas que compõe a equipe multiprofissional incluindo uma discussão sobre a importância de *rounds* multiprofissionais. Finalmente, falaremos sobre a relevância do cuidado médico na cultura de segurança do paciente.

O MÉDICO E O DOENTE NO CONTEXTO HOSPITALAR

A atuação intra-hospitalar do médico pode ser compreendida nos âmbitos da promoção de saúde, diagnóstico e tratamento e reabilitação. Muito embora grande destaque seja dado ao segundo, o médico também atua nos demais durante o internamento hospitalar.

Promoção de saúde

Este aspecto pivotal da atenção médica fica, frequentemente, relegado a um segundo plano, especialmente dentro de um contexto hospitalar. Entretanto, existem várias janelas de possibilidade interessantes para o médico atuar na promoção de saúde dentro de hospitais. Podemos elencar algumas delas:

1.. Dentro do contexto de atenção à saúde dos colaboradores hospitalares (como o Centro de Atenção à Saúde do Colaborador), o médico pode realizar avaliações periódicas (dentro do previsto em lei) e também exercer atividades de promoção de saúde, com atenção à exames preventivos (por exemplo, mamografia em mulheres), incentivo à atividade físico, orientação nutricional, entre outros.
2. Na ocasião da alta hospitalar de paciente internado sobre seus cuidados, o médico deverá manter as boas práticas de promoção de saúde em paralelo com o tratamento direcionado à doença que motivou o paciente a procurar o hospital.
3. Atuando em campanhas educativas dentro do hospital.

Diagnóstico e tratamento

O mais notório papel do médico envolve sua obrigação básica: a de ouvir a história, examinar o doente, estabelecer hipóteses diagnósticas e, se necessário, solicitar exames subsidiários que se façam necessários. Todo o restante é secundário se essa primeira parte não é construída com esmero. As condições nas quais esse processo é feito são variáveis, bem como o tempo necessário. Inquéritos ambulatoriais, sem urgência, requerem conversas mais longas e exame físico mais detalhado. A avaliação no pronto-socorro ou no pronto-atendimento deve ser mais direcionada, não apenas por uma questão de agilizar o serviço, mas também para permitir a determinação precoce de doença potencialmente deteriorável. Por exemplo, poucas perguntas e poucos exames fazem-se necessários para a avaliação de uma dor torácica nova no pronto-atendimento. Nessa condição, o mais importante é determinar se aquela dor torácica pode ser perigosa nas próximas horas e se alguma intervenção deve ser feita. Por outro lado, em uma consulta ambulatorial de um paciente com perda não intencional de peso, muitas outras nuances deverão ser observados, alongando o tempo de consulta. Em outro extremo, à chegada da unidade de terapia intensiva, a história clínica pode-se ser por vezes telegráfica ou até mesmo postergada até a estabilização mínima. Ressalte-se aqui que a ausência de história completa não é impeditiva para a realização de tratamentos emergenciais. No atendimento a uma vítima de acidente por arma de fogo, não importam as motivações do atirador.

Seguida a avaliação inicial, o médico elabora um plano terapêutico (que frequentemente envolve a prescrição de medicamentos, embora não sempre). No caso de pacientes que são admitidos no hospital, é imperativo que as decisões tomadas nesta fase sejam compartilhadas com a equipe multiprofissional assistente. Um breve *checklist* pode ajudar a uniformizar os cuidados logo após a internação do paciente.

Como todo processo de comunicação, é importante que o médico certifique-se de que houve entendimento de todas as partes envolvidas (técnica de *readback*).

Ao longo da internação, o médico precisa manter o cuidado do seu paciente por meio de contatos diários, nos quais ratifica e/ou modifica o plano terapêutico e informa ao paciente, seus familiares e à equipe multiprofissional (especialmente a enfermeira responsável pelo paciente) alterações nos passos mencionados no Quadro 15.1. O tempo a ser dedicado ao paciente é aquele que se fizer necessário. Devemos realçar que o contato com o paciente é uma oportunidade para o médico realizar atividades educacionais com o paciente (orientações de estilo de vida e de promoção de saúde) que continuam sendo válidas mesmo no contexto intra-hospitalar. Adicionalmente, o contato com a equipe multiprofissional é um momento para incrementar o conhecimento do grupo sobre a doença em questão. Reuniões clínicas de departamentos, frequentemente baseadas em casos recentes reais, podem ser muito úteis.

Quadro 15.1

Discussão inicial com equipe multiprofissional após a admissão do paciente	
Passo da discussão	*Comentário*
Informar para a equipe multiprofissional o diagnóstico do paciente ou as principais hipóteses para o quadro do enfermo. Relatar preferências sobre discussão da situação (por exemplo, alguns pacientes preferem que a sua doença não seja discutida com algumas pessoas)	Este passo é frequentemente ignorado. Ele não precisa ser feito necessariamente dentro da visita multiprofissional, mas sim por uma conversa rápida com o enfermeiro responsável do setor que poderá se encarregar de disseminar a informação
Informar os exames subsidiados solicitados e sua ordem de prioridade	Exames são comuns em pacientes internados. É essencial que a equipe saiba quais exames estão pendentes para programar o dia do doente, garantir preparo adequado, etc. A prioridade também é algo crucial. Com as agendas ocupadas do hospital, é frequente existirem horários conflitantes para a realização de dois exames solicitados (por exemplo, uma tomografia de crânio e um ecocardiograma). Caso isso ocorra, qual exame deve ser priorizado? Comunicar a hipótese diagnóstica à equipe e qual exame é mais importante para os próximos passos pode auxiliar a agilizar o processo de diagnóstico do paciente.

Continua...

Quadro 15.1

Discussão inicial com equipe multiprofissional após a admissão do paciente – continuação	
Passo da discussão	**Comentário**
Informar os efeitos esperados das terapias prescritas para o paciente, incluindo efeitos colaterais	Algumas medicações possuem efeitos nítidos (alteração de coloração de líquidos corporais, náuseas, edema, etc.). Nem todos os profissionais estão acostumados com todos os efeitos possíveis. Um alerta precoce evita contatos desnecessários, além de permitir a elaboração de um plano preventivo de ação
Informar sinais de deteriorização específicos que podem ocorrer	O Hospital Alemão Oswaldo Cruz possui um sistema de detecção de deteriorização clínica que pode ser disparado automaticamente quando há algum sinal de gravidade. Entretanto, em algumas situações outros sinais mais raros de deteriorização podem ser importantes. Por exemplo, um paciente que utiliza digitálico e tem insuficiência renal pode queixar-se de visão amarelada antes que outros sinais de intoxicação digitálica surjam. O conhecimento pela equipe de que essa queixa é importante pode ser útil para a equipe multiprofissional
Definir claramente o que o paciente pode e não pode fazer	Esta recomendação parece simplória, mas quando a comunicação é inefetiva problemas graves podem decorrer de ações corriqueiras. Por exemplo, um paciente submetido a cirurgia de prótese de quadril frequentemente pode (e deve) sedestar e deambular brevemente após a cirurgia. Entretanto, em alguns casos específicos, o médico pode optar por postergar o momento para ambas. Registrar claramente essas informações no prontuário ou na visita multiprofissional é essencial. Além disso, cabe ao médico reforçar as regras institucionais do hospital ao paciente.

Fonte: Arquivo do HAOC.

Reabilitação

Também frequentemente minimizado, o processo de reabilitação deve caminhar em paralelo com o tratamento do paciente. Frequentemente, os dois aspectos possuem uma interface tão grande que é impossível distinguir claramente o que é o tratamento "direcionado" e o que faz parte da reabilitação. Por exemplo, dentro de unidades de terapia intensiva, a mobilização do paciente crítico do leito pode se associar a melhores desfechos em doentes cirúrgicos[1]. Sinalizando à fisioterapia a necessidade de tal prática, desde que as condições do paciente assim o permitam, o médico atua já na reabilitação do paciente mas também impacta diretamente o desfecho a curto prazo. Inúmeros exemplos poderiam ser dados, fugindo do escopo deste capítulo.

● O PAPEL DO MÉDICO COMO COORDENADOR DA EQUIPE MULTIPROFISSIONAL ASSISTENCIAL

O plano terapêutico médico é o pilar do cuidado assistencial do paciente. Não é preciso exagerar o papel que intervenções farmacológicas ou cirúrgicas podem ter sobre a evolução de um doente. Dentro de um contexto de prioridades, conforme discutido, procedimentos invasivos e medicações direcionadas para a causa do problema são majoritariamente prioritárias. Por exemplo, a intervenção mais importante para um paciente hipotético recebendo quimioterapia para uma neoplasia de cólon é, naquele dia, a infusão adequada, segura e conforme prescrição de seu tratamento. Aspectos adicionais como mobilização, alimentação, etc., devem ser acomodadas no cronograma do doente de maneira a nunca prejudicar o passo mais importante do dia.

Essa situação, diga-se, não coloca o ato médico em posição mais importante do que a dos demais participantes do cuidado. Isso é verdade por uma série de motivos:

1. Todo objetivo do cuidado é o doente, que foi admitido no hospital para tratamento de sua condição. Colocar o tratamento direcionado no centro das prioridades significa dar à doença (e, consequentemente, dar ao melhor interesse do doente), o papel que merece, ou seja, o principal.

2. O tratamento direcionado, um medicamento em nosso exemplo, é a via final de uma cadeia multiprofissional que começa

com o médico que indicou e prescreveu o medicamento, segue ao enfermeiro que aprazou a prescrição, continuou com o farmacêutico que avaliou a prescrição, checou interações perigosas e relevantes (comunicando-as se necessário) e dispensou o medicamento e, finalmente, retornou ao enfermeiro para sua administração correta.

Em outros cenários, por exemplo, durante internamentos prolongados, cuidados diretos de prescrição tornam-se cada vez mais secundários ao cuidado. Em pacientes com doença crítica crônica (como aqueles que necessitam de ventilação mecânica por mais de 14 dias em unidades de terapia intensiva), cuidados de prescrição podem ficar constantes por dias; entretanto, nessas situações, outros trabalhos fazem-se necessários, como medidas que potencializam a reabilitação do doente (mobilização do leito, nutrição adequada, atendimento psicológico, entre outros). Cabe ao médico entender essas necessidades e indicar ao paciente o seguimento com o profissional adequado. Em qualquer circunstância, todo paciente internado no hospital deverá ser visto, diariamente, pelo médico que o assiste ou alguém de sua equipe.

O médico também se defronta diariamente com decisões de investigação de terapêutica que lhe cabem e que devem ser discutidas com o paciente[2]. Frente a uma dúvida diagnóstica, deve-se solicitar um determinado exame mesmo que esse tenha uma taxa de complicações um pouco mais elevada? Tendo dois tratamentos possíveis, qual é o mais indicado para o paciente nessa condição? Regem os princípios da bioética que o médico deve agir sempre de maneira a não prejudicar o paciente (*não maleficência*), de modo a garantir os melhores interesses do doente (beneficência), ou seja, exige que o médico aja para garantir não apenas o não prejuízo do paciente mas sim para sua recuperação e alívio. Finalmente, o último princípio da bioética (autonomia) nos lembra que o paciente é uma unidade viva, autônoma, com suas expectativas, medos e desejos que, desde pleno de suas faculdades mentais e bem informado, é livre para tomar a decisão que julgar mais adequada para si próprio. Existem situações em que o princípio da autonomia pode ser violado, como aqueles em que há risco iminente de vida (conforme legislação brasileira vigente), quando o indivíduo não tem compreensão de sua situação e dos riscos envolvidos com sua escolha, quando há risco a outrem ou quando há obrigação legal (como doenças de notificação compulsória)[3,4]. Cabe ao médico ponderar os complexos elementos dessa equação durante suas conversas diárias com o paciente. Frequentemente, a escolha do melhor tratamento não envolve apenas aquele que se associa com melhores desfechos (como sobrevida), mas sim aquele que é melhor ao paciente. Por exemplo, pacientes idosos com doenças progressivas, incuráveis e inexoravelmente fatais podem optar por não serem submetidos a tratamentos invasivos. É função do médico adequar valores do paciente dentro de seu julgamento técnico da situação. O plano terapêutico médico deve ser o produto da capacidade técnica aplicado ao contexto do indivíduo, respeitando sua dignidade e autonomia.

Registro em Prontuário

Todo o discutido acima precisa ser registrado. Muito já foi dito sobre a importância de registros médicos adequados para o bom cuidado com o paciente. Mais do que servir como um registro sistematizado de controles e resultados de exame, a evolução diária e o registro devem representar o pensamento transcrito do médico assistente: o que foi visto, o que foi discutido, o que se pretende fazer. Informações supérfluas devem ser minimizadas, visto que geram ruído, ocupam espaço e desviam o foco real daquilo que a evolução médica deve representar[5,6].

Além de representar uma narrativa técnica do internamento do paciente, a anotação sistematizada, concisa, do prontuário impacta diretamente o cuidado e permite avaliações futuras baseadas em análise de banco de dados. Suponhamos, por exemplo, que surja uma preocupação em um serviço sobre o uso desnecessário de antibiótico em uma dada condição clínica (dengue, por exemplo). A presença de prontuários organizados, principalmente no contexto de sistemas eletrônicos, permite identificar rapidamente os casos de interesse, levantar a sua evolução, entender diagnósticos adicionais que foram realizados e, finalmente, compreender os motivos (ou a falta deles) associados ao uso de antibióticos[7].

▄▄ INTERAÇÃO COM EQUIPE MULTIPROFISSIONAL

O médico não é uma entidade isolada dentro do modelo assistencial, tampouco pode prescindir do trabalho de outros profissionais. O cotidiano hospitalar é feito da interação entre pessoas, estando, portanto, sujeito aos mesmos prazeres e dissabores que qualquer outra agremiação humana proporciona. Cabe ao médico interagir com os demais profissionais para garantir um cuidado adequado ao doente. Cordialidade e respeito são obrigatórios em qualquer cenário.

Além do contato individual, a interação do médico com a equipe multiprofissional pode (e deve) ser feita através de sua presença em comitês intra-hospitalares. Não deve haver nenhum aspecto da dinâmica hospitalar que não deva interessar ao médico ou onde sua opinião não deva ser considerada. Assim, sugere-se que exista um indivíduo médico presente nas comissões intra-hospitalares (de farmácia, transplantes, de óbitos, etc.), conforme discutiremos mais adiante.

Interação médico-médico

Trata-se de uma relação frequente e pouco estudada. Em inúmeras condições, um paciente necessitará de mais de um médico assistente, seja na forma de interconsultor pontual ou para seguimento conjunto por maiores períodos. Utilizando uma cirurgia de grande porte, por exemplo, é comum que além do seguimento com o cirurgião exista um clínico atuando em paralelo desde a avaliação pré-operatória. Com o aumento de número de pacientes vistos por dia para cada médico[8], uma prática nem sempre adequada é a fragmentação do cuidado entre várias equipes médicas. Muito embora seja salutar que olhares diferentes ocasionalmente incidam sobre o paciente, a presença de muitos profissionais assistindo um doente não é sinônimo de melhor tratamento. Como regra geral, cabe ao médico solicitar a avaliação de outro profissional médico (seja da mesma especialidade ou de outra) sempre que julgar que uma faceta do cuidado ao doente transcende sua área de atuação e de melhor competência. Assim, é absolutamente correto e indicado que o clínico geral, após o diagnóstico de uma leucemia, solicite que o hematologista assista o paciente e indique o tratamento. Da mesma maneira, um nefrologista que realizou o diagnóstico de uma insuficiência renal obstrutiva deverá solicitar ao urologista que avalie o paciente.

Conflitos ocorrem, especialmente quando há divergências entre o tratamento prioritário para o paciente (por exemplo, necessidade de um procedimento invasivo) ou quando é necessário realizar decisões sobre cuidados de final de vida[9]. Não há guia único para a resolução de conflitos nessas situações. É necessário frisar que ambas as partes envolvidas devem obedecer ao Código de Ética Médico e que, em situações específicas, o Comitê de Ética hospitalar poderá servir como um intermediador do conflito.

Interação médico-enfermeiro

Essa interação é a mais comum e a mais estudada. Uma boa interação entre o médico e enfermeiro é essencial para o plano terapêutico, além de garantir um bom ambiente de trabalho. Cabe ressaltar que a interação entre médico e enfermeiro é a segunda relação mais conflituosa ao enfermeiro (sendo apenas menos conflituosa que aquela entre o enfermeiro e seu supervisor)[10]. Uma comunicação efetiva entre enfermeiro e médico garante o engajamento da equipe, reduz o estresse no ambiente de trabalho e diminui o *turnover* de profissionais[11,12]. Cabe ao médico, além daquilo já descrito no Quadro 1, atentar a alguns pontos potencialmente conflituosos em seu relacionamento com a enfermagem:

1. Atentar para aspectos não diretamente relacionados com a condução médica no caso, mas que podem requerer uma conduta médica. Existe alguma dificuldade específica para a enfermagem que poderia ser auxiliada pelo médico em prol da boa evolução do doente? Isso envolve, por exemplo, o uso de medicações sintomáticas antes de procedimentos de enfermagem.
2. Ouvir relatos apresentados pela enfermagem sobre problemas ou condições que o paciente manteve distante do médico. O tempo de permanência à beira do leito da enfermagem é maior do que o do médico na enorme maioria dos casos.
3. Envolver, dentro de sua competência, a equipe de enfermagem nas definições de conduta.
4. Adotar uma abordagem clara de metas de cuidado que facilitem o engajamento da equipe[13].

Interação médico-psicólogo

Conforme já mencionado, nem todas as esferas do cuidado são contempladas pelo médico. O suporte emocional é relevante para pacientes admitidos no hospital, especialmente para grupos de risco, como aqueles sem suporte emocional prévio, idosos, pacientes com doenças crônicas e degenerativas e aqueles em fase final de vida. A ausência de suporte emocional, por exemplo, possui impacto prognóstico em pacientes idosos admitidos por descompensação de insuficiência cardíaca congestiva[14].

Além do paciente, a família e/ou cuidadores também devem ser enfocados pelo suporte psicológico[15]. O estresse dos cuidadores é frequentemente menosprezado, embora níveis alarmantes de esgotamento tenham sido descritos nesta população[16]. É papel do médico reconhecer essa demanda dentro do modelo assistencial.

Interação médico-fisioterapeuta

A relação entre o médico e fisioterapeuta tem particularidades inerentes à realidade brasileira que dificultam sua comparação com a literatura mundial, especialmente no que tange ao empoderamento do último na tomada de decisões, especialmente em ambiente de cuidados intensivos. É sabido que, desde o final da década de 1980, que o engajamento do fisioterapeuta/terapeuta respiratório pode reduzir o número de prescrições inapropriadas de cuidado ventilatório[17]. A intensidade e frequência da atividade devem ser discutidas em conjunto com o médico. Apesar de salutar em várias situações, nem sempre a mobilização precoce é benéfica ou segura. Por exemplo, um estudo sugeriu que a mobilização intensa imediata após acidente vascular cerebral pode ser *deletéria* para alguns pacientes[18]. Esses achados enfatizam a necessidade da tomada compartilhada de decisões.

Interação médico-farmacêutico

A interação do médico com o farmacêutico clínico é de suma importância para o sucesso terapêutico. A presença de farmacêutico clínico, por exemplo, é associada a melhores desfechos clínicos em pacientes críticos[19]. Dentre as várias atribuições do farmacêutico, duas em especial interessam diretamente à interface do médico com o paciente:

1. Detecção de interações medicamentosas: a presença de polifarmácia é comum em pacientes internados. Com o aumento do número de medicações prescritas, há um aumento exponencial do número de interações medicamentosas possíveis que frequentemente passam despercebidas pelo médico assistente. Cabe ao farmacêutico sinalizar tais interações e sugerir mudanças, dentro de sua área de atuação[20,21].

2. Reconciliação medicamentosa: é comum que imediatamente após o internamento alguma medicação de uso habitual do paciente seja suspensa ou por motivos justificados (por exemplo, suspensão de hipoglicemiantes orais derivados de sulfa em pacientes internados com insuficiência renal) ou por esquecimento ou ainda por não referência, da parte do paciente, do

uso da medicação. Em algumas situações, o malefício pode ser evidente, como, por exemplo, a suspensão abrupta de anticonvulsivantes ou de agentes antiparkinsoniano. O farmacêutico clínico atua ao checar a prescrição prévia do paciente e lembrando ao médico do uso prévio de medicações.

Interação médico-fonoaudiólogo

O papel do fonoaudiólogo é amplo. O médico deve estar atento para solicitar sua avaliação no contexto de pacientes neurológicos (especialmente naqueles admitidos por evento neurológico agudo), idosos frágeis e em qualquer outro em que exista suspeita de déficit de deglutição. O seguimento fonoaudiólogo também é essencial para pacientes submetidos a cirurgias otorrinolaringológicas de maneira a reabilitar fonação e deglutição.

Interação médico-nutricionista

A nutrição é um aspecto do cuidado frequentemente negligenciado pelo médico, mesmo quando atuando no cuidado primário[22]. No contexto hospitalar, a interação entre médico e nutricionista deve ser próxima, garantindo que o paciente receba a adequação calórica e proteica da melhor maneira possível e com conteúdo de dieta adequado a sua condição de base.

Interação médico-familiar

Conforme mencionado, o enfoque da medicina é a atenção integral ao paciente, nos três planos de ação. A família e o contexto social fazem parte do universo do doente e devem ser considerados sempre, desde que a vontade do paciente e que o princípio de autonomia não seja ferido. Cabe ao médico fornecer informações aos familiares sobre o estado de saúde do paciente (desde que não exista objeção do próprio paciente a tal fato, de maneira que o sigilo seja mantido). Também cabe ao médico considerar o contexto social para definir objetivos de cuidado, momento da alta hospitalar, necessidade de apoio especializado após alta (genericamente intitulado *Home Care*), entre outros.

A interação entre o médico e a família pode tornar-se mais contundente no contexto de definições de final de vida e comunicações de más notícias. Nesse contexto, o envolvimento de outros membros, como psicólogo, pode auxiliar, por exemplo, através de sessões únicas de terapia (como proposto por Talmon[23]. De todo modo, cabe ao médico orientar claramente e adequadamente os familiares.

A abordagem sistematizada para comunicação de más notícias pode ser útil. Sob o acrônimo *SPIKES*[24], essa abordagem baseia-se em seis passos:

1. Preparar o ambiente: isso inclui obter um lugar calmo, onde as pessoas próximas ao paciente (e o próprio paciente, caso apto) possam estar presentes. A conversa deve ser preferencialmente com todos sentados e interrupções devem ser minimizadas.
2. Percepção: o médico deve, antes de discorrer sobre a situação do paciente, obter informações sobre o que o paciente e a família entendem do quadro. Frases como: "Antes de começarmos, gostaria de ouvir de vocês o que entendem sobre a situação atual" podem ser úteis.
3. Permissão: o médico deve entender a quantidade de informações que o paciente deseja saber. Isso não envolve uma pergunta quantitativa simples, mas sim algo mais subjetivo e sutil que envolva suas preferências. Pedir permissão ("Posso comunicar ao senhor minha impressão dos resultados?") pode parecer redundante, mas ajuda a criar um vínculo através da gentileza e do respeito ao espaço alheio.
4. Informação: nesse momento, o médico fornece dados objetivos sobre a situação do paciente.
5. Emoção: após pedir permissão e informar adequadamente o paciente sobre sua situação e plano terapêutico proposto, o médico deve ouvir e entender a reação emocional do doente ao ocorrido. Deve-se dar o tempo necessário até a emoção cristalizar-se e nunca interromper momentos de silêncio ou atropelar o paciente com mais informações.
6. Sumário: é o momento de fechar a reunião, recapitulando brevemente o que foi entendido. A estratégia de alça-fechada pode ser muito útil, pedindo ao paciente e/ou familiares que confirmem aquilo que foi dito. Pode ser necessário, nesse momento, retroceder até os passos 2 em diante caso algo tenha passado sem ser abordado.

Sugerimos, dentro do Modelo Assistencial Hospital Alemão Oswaldo Cruz®, que as comunicações de más notícias e discussões sobre terminalidade e cuidados de final de vida sigam um fluxograma parecido.

Visita multiprofissional

A visita multiprofissional é a coração de todo o exposto acima. Trata-se de uma modalidade de disseminação de plano terapêutico conjunta envolvendo vários membros da equipe multiprofissional e que pode envolver, em situações específicas, a presença de familiares. A visita deve ser orquestrada pelo profissional médico e tem por objetivo:

1. Recapitular o motivo de permanência do paciente no hospital e seu diagnóstico atual.
2. Enumerar problemas ativos.
3. Ouvir, dos profissionais presentes, novas demandas do paciente/família.
4. Estabelecer lista de prioridades de cuidado e plano terapêutico, preferencialmente guiado por metas, para os profissionais envolvidos.
5. Checar a adesão do paciente aos protocolos institucionais.
6. Após o *round:* orientar paciente e familiares. Descrever a visita em prontuário.

A visita multiprofissional surgiu das unidades de terapia intensiva e se expandiu para as unidades de internação, sendo hoje parte do cuidado de inúmeros serviços[25]. É difícil medir diretamente o impacto de sua adoção no desfecho dos pacientes internados. O *round* não precisa ser necessariamente guiado por um *checklist*[26]; basta que os aspectos acima descritos estejam presentes.

Há situações em que toda a equipe não está disponível simultaneamente para a realização de *round* multiprofissional completo. Nessa situação, sugere-se que ao menos uma vez ao dia a enfermagem reveja a lista de problemas principais ainda não abordados no cuidado ao doente e comunique ao médico para discussão, preferencialmente sugerindo um horário para discussão.

Ensino e pesquisa

Não há boa assistência sem um serviço de ensino e pesquisa. Embora a atividade de pesquisa pareça supérflua fora de um hospital ligado a uma universidade, existem vários motivos pelos quais uma esfera de ensino e pesquisa possa melhorar a assistência ao indivíduo.

Inicialmente, a mera presença de estagiários, residentes e aprimorandos desafiam a equipe. Para recebê-los, é necessário criar um esquema de vigilância e supervisão que, além de incrementar o olhar sobre a segurança do doente, motiva o profissional a se atualizar e a estudar de modo a ser apto a responder aos questionamentos advindos dos alunos. Esse é um benefício indelével da presença de ensino em uma instituição. É importante ressaltar que a presença de pessoal em treinamento não piora desfechos hospitalares e não diminui níveis de satisfações dos usuários[27,28].

Quanto à pesquisa, a participação da instituição em estudos clínicos, sejam observacionais ou randomizados, também traz benefícios. Há uma associação entre instituições academicamente ativas e melhores desfechos em pacientes (29,30), o que pode ser explicado por vários fatores, entre eles o aumento da colaboração entre as equipes (visto a natureza multiprofissional intrínseca da pesquisa clínica), a familiarização com protocolos de pesquisa, o que incrementa a cultura de adesão aos protocolos institucionais, mesmo fora do âmbito de pesquisa e uma melhora no conhecimento da equipe sobre patologias prevalentes.

ESTÍMULO À SEGURANÇA DO PACIENTE, PARTICIPAÇÃO EM COMISSÕES E ELABORAÇÃO DE PROTOCOLOS

Por fim, existem três atividades que envolvem o médico no modelo assistencial e que devem ser mencionadas em conjunto, visto estarem intimamente relacionadas e ocorrerem fora do âmbito da interação direta entre médico e paciente.

A segurança do paciente é um compromisso fundamental do hospital e que deve envolver toda equipe multiprofissional. Entende-se por segurança do paciente toda e qualquer medida que vise aumentar a confiabilidade do processo de cuidado. Isto envolve desde a segurança da integridade física do doente (risco de queda, risco físico inerente ao espaço onde o doente se encontra, etc.) até sua integridade e estabilidade emocional.

Aproximadamente 10% dos internamentos cursam com algum evento adverso intra-hospitalar, dos quais metade podem ser prevenidos[31]. Algumas estimativas sugerem uma letalidade dos eventos adversos de 7,4%, sendo o somatório de óbitos anuais por eventos adversos nos Estados Unidos maior do que a de óbitos por outras doenças graves, como o câncer de mama[31]. Outras estimativas sugeriram números menores, porém longe de serem insignificantes[32]. Garantir a segurança do paciente é complexo. Um dos problemas iniciais é entender a dimensão do problema dentro do próprio serviço. Isso envolve a quebra de paradigmas e da cultura de punição. Infelizmente, a identificação de eventos adversos frequentemente é possível apenas pela análise de codificação diagnóstica (em alguns sistemas de prontuário eletrônico) ou por notificação. Em ambos os casos, a representatividade dos números é subótima[33].

Inúmeros atos médicos envolvem segurança do paciente. Exemplos grosseiros incluem o controle adequado de *delirium* para evitar a remoção acidental de dispositivo e a sinalização precoce de pacientes em risco para tentativa de suicídio intra-hospitalar. Vários outros exemplos poderiam ser mencionados. Em linhas gerais, o médico pode promover a segurança do paciente das seguintes maneiras:

1. Indicando a internação hospitalar apenas quando necessário e minimizando o tempo de internação o máximo o possível. A despeito de todos os esforços, o ambiente hospitalar não é tão seguro quando aparenta ser. Internações desnecessariamente longas incorrem em maior exposição a riscos e maior chance, portanto, de ocorrerem eventos adversos.
2. Evitando a realização de procedimentos diagnósticos excessivos.
3. Minimizando a exposição do paciente a antibióticos conforme o possível.
4. Garantindo um preenchimento adequado do prontuário.
5. Garantindo uma correta identificação do paciente em receituários, prescrições, evoluções e quaisquer outro documento.
6. Aderindo à higiene de mãos.
7. Orientando paciente sobre seu cuidado sobre risco de quedas.
8. Realizando *checklists* (*time-outs*) antes de procedimentos invasivos.
9. Aderindo às boas práticas recomendadas em consensos de sociedades médicas para o manuseio do paciente.
10. Não interferindo em sistemas de alerta de deteriorização clínica. Isso inclui o entendimento de que o hospital também é responsável pela internação do paciente. Por exemplo, o sistema de times

de resposta rápida (no Hospital Alemão Oswaldo Cruz através dos Códigos Azuis e Amarelos) poderá ser acionado em unidades de internação conforme necessidade. Esses sistemas podem, inclusive, detectar precocemente erros no processo de cuidado[34].

11. Participando da avaliação de óbitos intra-hospitalares (por exemplo, participando da Comissão de Revisão de Óbitos).
12. Participando de auditorias internas.

O papel do médico na cultura de segurança é diretamente relacionado com os outros dois aspectos mencionados. Dentre as comissões internas presentes no modelo hospitalar, todas contam com a presença do médico e discutem temas que se relacionam com a melhoria de processos internos. No modelo assistencial Hospital Alemão Oswaldo Cruz®, os membros médicos das comissões são indicadas pelo diretor clínico.

Finalmente, a instituição conta com inúmeros protocolos assistenciais que visam melhorar a assistência, garantir a segurança do paciente e melhorar desfechos clínicos. A presença de uma cultura protocolar associa-se a melhores desfechos, especialmente dentro da unidade de terapia intensiva[35]. Em vez de serem encarados como tolhedores da liberdade de condução clínica, eles devem ser encarados como guias e otimizadores de recursos. É prerrogativa do médico elaborar protocolos gerenciados clínicos.

CONCLUSÃO

O médico é um dos eixos fundamentais do modelo assistencial de um hospital. Sua função deve transcender o cuidado direto do paciente e envolver aspectos relacionados com a segurança do paciente, elaboração do protocolo e gerência do cuidado multiprofissional.

REFERÊNCIAS BIBLIOGRÁFICAS

1. Schaller SJ, Anstey M, Blobner M, Edrich T, Grabitz SD, Gradwohl-Matis I, et al. Early, goal-directed mobilisation in the surgical intensive care unit: a randomised controlled trial. Lancet. Elsevier, 2016 Oct;388(10052):1377–88.
2. Michael Leffel G, Oakes Mueller RA, Ham SA, Curlin FA, Yoon JD. Project on the Good Physician: A Proposal for a Moral Intuitionist Model of Virtuous Caring. Teach Learn Med. 2016 Jul 28;1–10.

3. Al-Mobeireek A. Ethics in decision making and patient autonomy. Chest. 2001 Aug;120(2):688.
4. Fournier V. The balance between beneficence and respect for patient autonomy in clinical medical ethics in France. Camb Q Healthc Ethics. 2005;14(3):281–6.
5. Weed LL. Medical records that guide and teach. N Engl J Med. 1968 Mar 21;278(12):652–7 concl.
6. Weed LL. The importance of medical records. Can Fam physician Médecin Fam Can. College of Family Physicians of Canada; 1969 Dec;15(12):23–5.
7. Friedman DJ, Parrish RG, Ross DA. Electronic health records and US public health: current realities and future promise. Am J Public Health. American Public Health Association; 2013 Sep;103(9):1560–7.
8. Dugdale DC, Epstein R, Pantilat SZ. Time and the patient-physician relationship. J Gen Intern Med. Springer; 1999 Jan;14 Suppl 1(Suppl 1):S34-40.
9. Chiarchiaro J, White DB, Ernecoff NC, Buddadhumaruk P, Schuster RA, Arnold RM. Conflict Management Strategies in the ICU Differ Between Palliative Care Specialists and Intensivists. Crit Care Med. 2016 May;44(5):934–42.
10. Anderson A. Nurse-physician interaction and job satisfaction. Nurs Manage. 1996 Jun;27(6):33–4, 36.
11. Galletta M, Portoghese I, Carta MG, D'Aloja E, Campagna M. The Effect of Nurse-Physician Collaboration on Job Satisfaction, Team Commitment, and Turnover Intention in Nurses. Res Nurs Health. 2016 Oct;39(5):375–85.
12. Zhang L, Huang L, Liu M, Yan H, Li X. Nurse-physician collaboration impacts job satisfaction and turnover among nurses: A hospital-based cross-sectional study in Beijing. Int J Nurs Pract. 2016 Jun;22(3):284–90.
13. Narasimhan M, Eisen LA, Mahoney CD, Acerra FL, Rosen MJ. Improving nurse-physician communication and satisfaction in the intensive care unit with a daily goals worksheet. Am J Crit Care. American Association of Critical Care Nurses; 2006 Mar;15(2):217–22.
14. Krumholz HM, Butler J, Miller J, Vaccarino V, Williams CS, Mendes de Leon CF, et al. Prognostic Importance of Emotional Support for Elderly Patients Hospitalized With Heart Failure. Circulation. 1998;97(10).
15. Reinhard SC, Given B, Petlick NH, Bemis A. Supporting Family Caregivers in Providing Care. Patient Safety and Quality: An Evidence-Based Handbook for Nurses. Agency for Healthcare Research and Quality (US); 2008.

16. Sherman AC, Edwards D, Simonton S, Mehta P. Caregiver stress and burnout in an oncology unit. Palliat Support Care. 2006 Mar;4(1):65–80.
17. Hart SK, Dubbs W, Gil A, Myers-Judy M. The effects of therapist-evaluation of orders and interaction with physicians on the appropriateness of respiratory care. Respir Care. 1989 Mar;34(3):185–90.
18. AVERT Trial Collaboration group B, Bernhardt J, Langhorne P, Lindley RI, Thrift AG, Ellery F, et al. Efficacy and safety of very early mobilisation within 24 h of stroke onset (AVERT): a randomised controlled trial. Lancet (London, England). Elsevier; 2015 Jul 4;386(9988):46–55.
19. MacLaren R, Bond CA, Martin SJ, Fike D. Clinical and economic outcomes of involving pharmacists in the direct care of critically ill patients with infections. Crit Care Med. 2008 Dec;36(12):3184–9.
20. Baniasadi S, Farzanegan B, Alehashem M. Important drug classes associated with potential drug-drug interactions in critically ill patients: highlights for cardiothoracic intensivists. Ann Intensive Care. Springer; 2015 Dec;5(1):44.
21. Kane-Gill S, Weber RJ. Principles and practices of medication safety in the ICU. Crit Care Clin. 2006 Apr;22(2):273–90, vi.
22. Truswell AS. Family physicians and patients: is effective nutrition interaction possible? Am J Clin Nutr. 2000 Jan;71(1):6–12.
23. Hudson P, Quinn K, O'Hanlon B, Aranda S, Moneymaker K, Fineberg I, et al. Family meetings in palliative care: Multidisciplinary clinical practice guidelines. BMC Palliat Care. BioMed Central; 2008 Dec 19;7(1):12.
24. Baile WF, Buckman R, Lenzi R, Glober G, Beale EA, Kudelka AP. SPIKES-A six-step protocol for delivering bad news: application to the patient with cancer. Oncologist. AlphaMed Press; 2000;5(4):302–11.
25. Walton V, Hogden A, Johnson J, Greenfield D. Ward rounds, participants, roles and perceptions: literature review. Int J Health Care Qual Assur. 2016 May 9;29(4):364–79.
26. Writing Group for the CHECKLIST-ICU Investigators and the Brazilian Research in Intensive Care Network (BRICNet), Cavalcanti AB, Bozza FA, Machado FR, Salluh JIF, Campagnucci VP, et al. Effect of a Quality Improvement Intervention With Daily Round Checklists, Goal Setting, and Clinician Prompting on Mortality of Critically Ill Patients. A Randomized Clinical Trial. JAMA. 2016 Apr 12;315(14):1480–90.
27. Price R, Spencer J, Walker J. Does the presence of medical students affect quality in general practice consultations? Med Educ. Blackwell Publishing Ltd; 2008 Apr;42(4):374–81.

28. Cooke F, Galasko G, Ramrakha V, Richards D, Rose A, Watkins J. Medical students in general practice: how do patients feel? Br J Gen Pract. Royal College of General Practitioners; 1996 Jun;46(407):361–2.
29. Ozdemir BA, Karthikesalingam A, Sinha S, Poloniecki JD, Hinchliffe RJ, Thompson MM, et al. Research activity and the association with mortality. PLoS One. 2015;10(2):e0118253.
30. Boaz A, Hanney S, Jones T, Soper B. Does the engagement of clinicians and organisations in research improve healthcare performance: a three-stage review. BMJ Open. 2015;5(12):e009415.
31. de Vries EN, Ramrattan MA, Smorenburg SM, Gouma DJ, Boermeester MA. The incidence and nature of in-hospital adverse events: a systematic review. Qual Saf Health Care. BMJ Group; 2008 Jun;17(3):216–23.
32. Briant R, Buchanan J, Lay-Yee R, Davis P. Representative case series from New Zealand public hospital admissions in 1998--III: adverse events and death. N Z Med J. 2006;119(1231):U1909.
33. Hanskamp-Sebregts M, Zegers M, Vincent C, van Gurp PJ, de Vet HCW, Wollersheim H. Measurement of patient safety: a systematic review of the reliability and validity of adverse event detection with record review. BMJ Open. 2016;6(8):e011078.
34. Braithwaite RS, DeVita MA, Mahidhara R, Simmons RL, Stuart S, Foraida M, et al. Use of medical emergency team (MET) responses to detect medical errors. Qual Saf Health Care. BMJ Group; 2004 Aug;13(4):255–9.
35. Soares M, Bozza FA, Angus DC, Japiassú AM, Viana WN, Costa R, et al. Organizational characteristics, outcomes, and resource use in 78 Brazilian intensive care units: the ORCHESTRA study. Intensive Care Med. 2015 Dec;41(12):2149–60.

Modelo Assistencial Hospital Alemão Oswaldo Cruz® – da Teoria à Prática Profissional

Andréa Aparecida Lopes Martinez, Andréa Diogo Sala,
Danilo Faleiros, Débora Brito, Juliana Santos Amaral
da Rocha, Lara Cristina Viana de Almeida Bueno

PSICOLOGIA

Todo adoecimento (e só não a doença), seu tratamento e a sua hospitalização trazem consigo questões de ordem psicológica. O entendimento e o manejo do que circunda o adoecimento vão além de buscar ou tratar as causas psicossomáticas da patologia. Concebem um campo amplo de correlações neuroendócrinas, sociais, espirituais e emocionais do qual depende o sucesso do tratamento (não só quanto a cura da enfermidade, mas também da qualidade e dignidade do processo de tratamento). As referências são feitas à subjetividade; ao doente e não à doença[1].

O adoecimento e suas implicações podem deslocar um "ser amplo" em sua comunidade para uma situação de limitação e até mesmo de incapacidade, por um período de tempo ou permanentemente. É inevitável a descaracterização (ou o abalo) do que se constrói ao longo da trajetória da vida – não só dos papéis psicossociais que são assumidos, mas também da própria fantasia de controle total sobre a condição humana de finitude. Não é necessariamente patológico ou causador de transtornos psiquiátricos. Mas, é sim gerador de condições psicoemocionais que carecem de atenção, tanto para quem vivencia o adoecimento, para seus familiares e também para quem cuida dessas pessoas.

Para tanto, existe a Psicologia Hospitalar. No Brasil, diferentemente dos outros lugares do mundo, a Psicologia Hospitalar faz parte de um recorte especializado da Psicologia da Saúde dentro do ambiente hospitalar. Ela tem como foco de atuação os níveis secundários ou terciários da atenção à saúde, dada a característica dos indivíduos que procuram o ambiente hospitalar (já enfermos) e da própria configuração de atendimentos a que se propõem as instituições de saúde no país[2].

Segundo o Conselho Federal de Psicologia[3], a Psicologia Hospitalar tem como tarefa a avaliação e o acompanhamento das intercorrências psíquicas dos pacientes que estão ou serão submetidos a procedimentos médicos, visando basicamente à promoção e/ou à recuperação da saúde física e mental. Para tal, direciona suas intervenções à relação médico/paciente, paciente/família, e paciente/paciente e do paciente em relação ao processo do adoecer, hospitalização e repercussões emocionais que emergem neste processo.

Dentro do Modelo Assistencial Hospital Alemão Oswaldo Cruz®, a prática da Psicologia Hospitalar é facilitada em muitos aspectos. Toda a equipe de cuidados (e não só o psicólogo) é orientada e treinada a perceber o paciente como um indivíduo dotado de capacidades e necessidades (físicas, psicossociais e espirituais) específicas. Assim, as condutas direcionadas pela equipe ao paciente/família não ficam apenas dependentes de uma percepção individual dos membros da equipe ou direcionadas à atuação do psicólogo. A Individuação é uma determinação institucional aplicável a todas as condutas assistenciais.

Assim, os imperativos básicos e fundamentais para a preservação da identidade do paciente e família não são violados sobremaneira no contexto hospitalar. Com isso, minimiza-se a possibilidade de desenvolvimento, e até mesmo se faz o manejo, de reações de desajustamento psicoemocional no paciente hospitalizado.

Como destaques no Modelo Assistencial Hospital Alemão Oswaldo Cruz® na atuação da saúde mental dos pacientes e família, podemos apontar pelo menos dois aspectos:

1. **As diretrizes teóricas do Modelo Assistencial**[4-9] (Necessidades Humanas Básicas de Wanda Horta, Teoria do Autocuidado de Dorothea Orem, Cuidado Humano de Jean Watson e a Teoria dos Cuidados de Kristen Swanson) **vão ao encontro das premissas da Psicologia Hospitalar que preconiza as idiossincrasias** (fatores de risco e de proteção) **de cada paciente e família.** Assim, as atitudes e os comportamentos da equipe assistencial já são profiláticos para muitos distúrbios emocionais decorrentes da descaracterização/despersonalização do paciente em contexto hospitalar. Ainda nesse contexto, os recursos usados do Modelo do Relacionamento Baseado no Cuidado e a referência

de *Primary Nursing* também trazem a possibilidade de considerar o paciente em um contexto de vida particular (a partir do momento que respeita e leva em consideração a sua família e círculo social) além de maximizar as chances de comportamentos de empoderamento do paciente e família em direção à recuperação (dada a possibilidade premente e íntima com alguém que lhe traz a qualquer momento dados sobre o tratamento, doença e relação com a equipe).

2. **Dentre os Cinco Pilares que dão base para as fases de intervenção, o pilar "Desenvolvimento Profissional e Pessoal" ganha destaque aqui, principalmente a parte do "Desenvolvimento Pessoal".** No HAOC, a atuação da Psicologia direcionada aos colaboradores é individualizada, ou seja, há um psicólogo designado e exclusivamente direcionado para definir condutas de cuidados em saúde mental para os colaboradores. Aqui, são realizadas intervenções voltadas à atenção primária (profilaxia) de sofrimento emocional disfuncional. Os colaboradores, principalmente os que trabalham em áreas de riscos emocionais mais elevados (como os setores de Oncologia, UTI, Cuidados Paliativos, dentre outros) passam não só por treinamentos educacionais, mas também vivenciais. Por meio de psicoterapia, *coaching* e de grupos temáticos, eles são capacitados a lidar com as demandas emocionais eliciadas pelas condições de trabalho. Por lidar com essas demandas, entenda-se resolver a problemática externa (desempenho técnico com excelência, acolhendo e minimizando o sofrimento do paciente/família) sem o fazer à custa de sua própria condição de saúde mental.

Todos os demais pilares têm, obviamente, fundamental importância na qualidade do tratamento dado ao paciente e na maximização das possibilidades de promoção de saúde mental ou prevenção/minimização dos impactos negativos inerentes à hospitalização. Mas, aqui é reforçado o diferencial quanto à institucionalização de condutas promotoras de saúde mental e a capacitação pessoal para suportar essas condutas.

No que tange à especificidade do atendimento do Serviço de Psicologia do HAOC, levando-se em conta as fases do modelo assistencial, basicamente se segue o seguinte processo:

Avaliação e investigação: a rotina de atendimento psicológico ao paciente e sua família em contexto hospitalar é muito complexa.

Pacientes novos chegam a todo o momento no hospital (iniciam tratamento). Alguns destes permanecem por um tempo contínuo – dias, semanas, meses. Outros permanecem também por um longo período, mas de maneira intermitente (pacientes de ambulatórios que fazem diálise ou quimioterapia, por exemplo). Outros vêm apenas um dia, para questões pontuais e ficam anos sem aparecer. E outros, ainda, mesclam essas três possibilidades temporais de uso do hospital.

Esses pacientes/familiares trazem consigo possibilidades diferenciadas de acompanhamento emocional. Primeiramente, há o paciente que nunca teve desordens emocionais ao longo de sua vida (ou que está compensado no momento, após tratamento prévio) e que as desenvolverá em decorrência de sua relação com a doença, do tratamento ou da própria hospitalização. Outros pacientes, no entanto, têm histórico de transtornos emocionais (não compensados no momento) e chegam ao hospital para tratar outras enfermidades (aqui o transtorno emocional será tratado como uma comorbidade). Há, ainda, o paciente que vem para tratar a desordem emocional propriamente dita – no caso de hospitais com alas psiquiátricas, o que não é o caso do HAOC.

Assim, identificar os pacientes e/ou familiares que carecem de atenção e tratamento psicológico se tornam um desafio. Para tanto, o processo de avaliação e investigação de sofrimento emocional dentro do hospital são necessários, ao menos:

- Instrumentos de triagem específicos às áreas de interesse, com boa sensibilidade e especificidade e que sejam logisticamente viáveis.
- Protocolos institucionais, que acionem a equipe de saúde mental, que contenham a descrição e a conduta da equipe multiprofissional nos cuidados aos pacientes/família com vulnerabilidade ou risco psiquiátrico, incluindo risco de suicídio.
- Equipe multiprofissional (não só médica) treinada a identificar fatores de risco psiquiátrico e com autonomia de acionar os protocolos de gerenciamento de saúde mental após discussão com o médico responsável pelo paciente/família.
- Canais de comunicação diretos entre paciente, familiares e equipe de cuidados com o Serviço de Psicologia de modo a permitir demanda espontânea advinda do próprio paciente/família.
- Possibilidade de profissionais da área de Saúde Mental fazer busca ativa no ambiente hospitalar com anamneses que cir-

cunscrevam à problemática (paciente/família/equipe de cuidados/instituição hospitalar/operadora de saúde ou política pública) e determine a necessidade, ou não, de atendimentos especializados em saúde mental.

Embora seja vasta a configuração do processo saúde-doença, podemos destacar como os principais focos sintomáticos que precipitam a avaliação e a investigação psicológica em ambiente hospitalar:

- Desordens Neurocognitivas: demências, *delirium*, etc.
- Transtornos de Humor: ansiedade, depressão, etc.
- Transtornos de Personalidade: paranoide, histriônica, etc.
- Desordens por uso de substâncias: abuso/dependência de opioides, maconha, etc.
- Desordens Somatoformes: sintomas de dor, sintomas gastrointestinais, sintomas neurológicos, disfunções sexuais e cardiopulmonares na ausência de evidências biológicas claras como desencadeantes do processo – ou de seu agravamento.
- Fatores psicológicos que afetam outras condições médicas[10]: raiva, negação, regressão, etc.
- Risco de suicídio.
- Dentre outros.

Cabe aqui destacar a árdua e a prioritária tarefa do psicólogo hospitalar em isolar (ou ver as relações) das desordens emocionais das condições biológicas eliciadoras da sintomatologia. Por exemplo, não há a possibilidade direta de um psicólogo (dentro de sua formação) tratar diretamente a causa de sintomas neurológicos decorrentes de um tumor cerebral ou delírios provocados por uma encefalopatia metabólica em um paciente aguardando o transplante de fígado. Mas, a atuação psicológica deve estar atenta à identificação precoce dos sintomas (a fim de permitir condutas médicas e/ou de outros profissionais) assim como dar suporte emocional ao paciente/família (minimizar o sofrimento emocional com foco na ética humana/solidariedade e também para minimizar riscos de agravos à própria condição biológica). Para tanto, é imprescindível a multiprofissionalidade na atuação do psicólogo hospitalar.

Essa última questão se faz importantíssima e é muito empregada no HAOC. Saber identificar as intersecções e se beneficiar do conhecimento de outras áreas atuantes na instituição de saúde pode determinar o sucesso da intervenção psicoemocional. É fundamental poder contar com a ajuda farmacológica, informacional ou intervenções de outras áreas de conhecimento (por ex.: fisioterapia, nutrição, etc.). A participação de reuniões multiprofissionais se mostra muito proveitosa em nossa prática para essa questão.

Planejamento: a partir da queixa identificada (ou focos sintomáticos) é feita uma formulação da possível problemática emocional a ser trabalhada. Dito de outro modo, faz-se o levantamento de hipóteses de manejo das causas dos focos sintomáticos. Essa etapa (em conjunto com o conjunto de ferramentas de intervenção), muitas vezes, diferencia o olhar analítico do trabalho do psicólogo das demais áreas.

Em termos gerais, o planejamento se dá com foco principal em:

- Alterar pensamentos não adaptativos, comportamentos ou relacionamentos disfuncionais.
- Manejar desordens psiquiátricas com o objetivo de reduzir ou melhorar os sintomas, a fim de melhorar o funcionamento do paciente/familiar, garantindo sua segurança, minimizando as possibilidades de emergências psiquiátricas.
- Dar apoio/suporte emocional quando há um momento de crise, um período difícil ou um problema crônico que prejudicam o funcionamento normal do paciente/família.
- Aumentar a cooperação familiar no tratamento e seu manejar as consequências emocionais dessa cooperação.
- Aumentar o senso de autoeficácia do paciente e sua capacidade em fazer alterações comportamentais, por exemplo, perder peso, parar de fumar ou aumentar a aderência ao tratamento médico proposto.
- Ajudar a amenizar problema relacional, seja com familiares ou com a equipe de cuidados.

Na formulação da hipótese de manejo da causa do sofrimento emocional é levada em consideração a estratégia de conduta técnica do profissional, assim como a forma de atuação (descritos a seguir). Para tanto, identificar o plano mais eficaz e pragmático perfaz conhecer a realidade, capacidades e grau de envolvimento do paciente/família/equipe.

Implementação: a atuação do psicólogo hospitalar, no que se refere à condução técnica do seu trabalho, depende da orientação teórica a qual ele concebe (pessoalmente) como mais fidedigna à explicação do processo saúde-doença. Como exemplos de grupos de orientações teóricas que balizam a condução técnica do psicólogo temos – enquanto baseadas em evidência de efetividade – as Psicoterapias Psicodinâmicas, as Psicoterapias Cognitivas e Comportamentais, as Psicoterapias Interpessoais, a Entrevista Motivacional, a Terapia Comportamental Dialética[11]. Assim, os instrumentos metodológicos aos quais os psicólogos hospitalares utilizam em sua rotina de trabalho dependem de sua orientação teórica. Como consenso, está a ideia de que as ferramentas de trabalho do psicólogo são, em sua maioria, conceituais.

Isso, porém, não impede que profissionais de diferentes orientações teóricas trabalhem em um mesmo serviço de Psicologia Hospitalar dada a finalidade primeira, de desfecho, em dar condições emocionais ao paciente/família/equipe para se reestabelecerem biologicamente, psicologicamente, espiritualmente e socialmente dentro (ou após) um período de doença.

A forma de atuação pode ser feita por meio de atendimentos individuais, em casal, reuniões familiares com o psicólogo ou também com outros membros da equipe que se fizerem necessários (por ex.: médico, nutricionista, farmacêutico, etc.) e psicoterapia de grupo. Há também a possibilidade de encaminhamentos para atividades de Terapias Integrativas para tratamento conjunto ou mesmo exclusivo do paciente e familiar.

Existe, ainda, a necessidade/possibilidade de se implementar programas psicoeducativos quando se verifica a existência de conhecimentos limitados ou inadequados por parte de pacientes, familiares ou equipe sobre algum processo do tratamento, protocolos institucionais ou da própria patologia. Fantasias ou crenças disfuncionais geradoras de sofrimento ou de comportamentos não adaptativos são frequentes quando existe conhecimento distorcido.

Monitoramento e avaliação dos resultados: em um movimento de análise concomitante e interdependente, o serviço de psicologia monitora se os resultados do plano de cuidados, este baseado no foco sintomático percebido como disfuncional, direcionam o paciente/família para a conclusão de seu tratamento de saúde de forma congruente com a situação (de forma humanizada, digna e idiossincrática). Para tanto, é realizada a reaplicação frequente dos testes psicológicos de triagem ou de avaliação cognitivo/emocional (pré e pós-testes) para avaliar a eficácia da relação acima citada.

Mas, ao mesmo tempo, o resultado das intervenções psicológicas pode ser evidenciado de maneira qualitativa – na postura comportamental do paciente/família e equipe quando se evidencia uma melhor adesão ao tratamento e a diminuição dos focos sintomáticos.

Reintegração/readaptação: está inclusa e engendrada em todas as intervenções psicológicas programadas aos pacientes/familiares/equipe de cuidados do HAOC a premissa da autorregulação. Mais do que resolver as dificuldades emocionais de forma passiva, visa-se dar a oportunidade e a capacitação gerencial ao paciente/família sobre aquela condição emocional desfavorável. Embora existam aspectos do processo de tratamento que competem exclusivamente ao psicólogo, é uma constante, nas condutas dos profissionais de psicologia, que o paciente (seja ele quem) seja capacitado a identificar as relações entre os sintomas somáticos, condições sentimentais e as cognições.

De encontro às bases teóricas do Modelo Assistencial HAOC, considera-se que o paciente e seus familiares necessitam de suporte para reencontrar a estabilidade perdida no processo de saúde-doença. Estabilidade balizada na caracterização constante do paciente/família dentro do seu "*continuum* de vida" (o que já construíram/são, o que passam neste momento e seu *link* com planos e metas futuras) e no resgate das potencialidades presentes nas suas individualidades e relacionamento.

Espera-se com isso que muitas condições passem a ser gerenciáveis e que o paciente/família desenvolva resiliência, caso haja recorrência. Ao mesmo tempo, é dada a oportunidade de organização de uma rede de apoio social e também profissional, caso o paciente/familiar sinta a necessidade de ajuda especializada após alta hospitalar.

Por fim, todas as fases do acompanhamento psicológico ao paciente/família e equipe de cuidados levam em consideração o perfil técnico do qual é formada a Psicologia Hospitalar. Deve-se sim oferecer ao paciente/família o cuidado de sua subjetividade, mas sem perder de vista o compromisso pragmático ao qual o tratamento se destina. Dignidade à subjetividade, mas foco à resolução premente do sofrimento – seja ele qual for. Isso, pois o psicólogo tem um "contrato" de tratamento, que dá limites à sua atuação durante aquele tempo ao qual o paciente/família estão submetidos ao acompanhamento; também carrega em seu trabalho a premissa transdisciplinar, não só de um trabalho individual.

SERVIÇO SOCIAL

Avaliação e Investigação: como profissão essencialmente interventiva, o Serviço Social parte da premissa de que o exercício profissional do assistente social exige uma atitude investigativa constante para apreender e problematizar o objeto de sua ação, a realidade social.

E é a avaliação e/ou entrevista social que potencializa a atuação do profissional para obtenção e análise consistente de dados em todos os processos de trabalho, como:

- Visita de Apoio (acompanhamento multiprofissional);
- Fluxo de *Home Care;*
- Desospitalização de pacientes de longa permanência;
- Entrevista pré-transplante;
- Transferência psiquiátrica;
- Transferência SUS;
- Encaminhamento aos recursos da comunidade para dispensa de dieta enteral, ostomias, medicação de alto custo, oxigênio, etc.;
- Agilização e providências, quanto a hemodiálise pós-alta (operadora de saúde e/ou SUS);
- Restrição de visitas;
- Intervenção social em situações de risco e/ou vulnerabilidade social (risco de queda, paciente sem acompanhante e casos em risco psiquiátrico);
- Orientação de direitos sociais e/ou previdenciários;
- Abordagem em cuidados paliativos e/ou fase final de vida;
- Orientações em caso de óbito (translado nacional ou internacional);
- Participação na comissão de bioética, núcleo de segurança do paciente e cuidados paliativos.

Planejamento – ao Assistente Social requer análise do contexto e da realidade social do paciente/família para então conduzir a intervenção adequada. É peculiar e também subjetivo.

Cabe ao assistente social uma observação sensível, significativa, revendo e repensando suas práticas no intuito de atender as mais variadas expressões da questão social.

Implementação – objetivamente, a implementação institui as intervenções planejadas. No mais, para o assistente social, este também é o espaço para viabilizar a integração e articulação de toda a equipe interdisciplinar para assegurar a eficácia no atendimento e continuidade no cuidado. E, sobretudo, para humanizarmos o atendimento ao paciente e família.

Monitoramento – o monitoramento, no processo de intervenção social, é posto como acompanhamento social e é realizado durante o tratamento (ambulatorial ou não), por demanda espontânea ou, em determinados casos, de forma contínua.

O acompanhamento social visa promover garantias que possam estar vinculadas à manutenção dos cuidados de saúde e também na qualidade de vida.

Avaliação dos resultados – o processo de avaliação de resultados para o assistente social não é quantificável, como no trabalho produtivo. Prioriza, essencialmente, o que é substancial ao paciente e/ou familiar mesmo que, a princípio, não compreenda uma meta específica do plano de cuidados. Exemplo disso é a mediação do assistente social para o fortalecimento de vínculos familiares fragilizados, incidindo diretamente na qualidade de vida do paciente.

Reintegração e readaptação – destaca-se aqui o trabalho socioeducativo a fim de sensibilizar e conscientizar o paciente, estimulando a adesão e aderência ao tratamento, proporcionar conhecimento/informações inerentes ao autocuidado, promover a continuidade terapêutica em domicílio e prevenir reinternações. Também preza inserir os familiares no processo saúde-doença visando estimular os vínculos e a participação dos mesmos na reabilitação e manutenção da saúde, conforme possibilidades de recuperação e em face às condições de vida.

ENFERMAGEM

A enfermagem compreende um componente próprio de conhecimentos científicos e técnicos, construído e reproduzido por um conjunto de práticas sociais, éticas e políticas que se processa pelo ensino, pesquisa e assistência. Realiza-se na prestação de serviços à pessoa, família e coletividade, no seu contexto e circunstâncias de vida[12].

É uma profissão comprometida com a saúde e a qualidade de vida da pessoa, família e coletividade, atuando na promoção, prevenção, recuperação e reabilitação da saúde, com autonomia e em consonância com os preceitos éticos e legais. O profissional de enfermagem participa, como integrante da equipe de saúde, das ações que visem satisfazer as necessidades de saúde da população e da defesa dos princípios das políticas públicas de saúde e ambientais, que garantam a universalidade de acesso aos serviços de saúde, integralidade da assistência, resolutividade, preservação da autonomia das pessoas, participação da comunidade, hierarquização e descentralização político-administrativa dos serviços de saúde. Respeita a vida, a dignidade e os direitos humanos, em todas as suas dimensões. Além disso, exerce suas atividades com competência para a promoção do ser humano na sua integralidade, de acordo com os princípios da ética e da bioética[12].

O enfermeiro tem um importante papel no Modelo Assistencial Hospital Alemão Oswaldo Cruz®, pois além de atuar 24 horas gerenciando o cuidado, é o profissional que articula a comunicação entre a equipe multiprofissional.

A ferramenta utilizada pelo enfermeiro para avaliar a necessidade de investigação contínua dos fatores de risco e de bem-estar do paciente, é o Processo de Enfermagem, composto pelas seguintes fases: Coleta de dados de Enfermagem (ou Histórico de Enfermagem); Diagnóstico de Enfermagem; Planejamento de Enfermagem; Implementação e Avaliação de Enfermagem. De acordo com a Resolução COFEN 358/2009, o Processo de Enfermagem deve ser realizado, de modo deliberado e sistemático, em todos os ambientes, públicos ou privados, em que ocorre o cuidado profissional de Enfermagem[13].

Considerando a participação do enfermeiro como membro da equipe multiprofissional e sua atuação no Modelo Assistencial Hospital Alemão Oswaldo Cruz®, as seguintes ações são executadas de acordo com cada fase:

Avaliação e investigação – coleta de dados objetivos e subjetivos de forma sistemática e deliberada, que tornam possível a identificação de diagnósticos e problemas colaborativos de enfermagem.

Avaliação inicial é realizada nas primeiras 24 horas após a internação, e contempla além do exame físico a coleta e análise dos seguintes fatores:

- Sinais vitais;

- Alergias;
- *Riscos apresentados:* queda nos últimos três meses; Risco psiquiátrico; Alteração na aparência física e Alteração de comportamento; Sintomas psicóticos; Tentativa prévia de suicídio; Internações anteriores e Uso de altas doses de psicotrópicos ou drogas ilícitas;
- O que o paciente sabe sobre o motivo de internação;
- Cirurgias anteriores;
- Jejum;
- Antecedentes pessoais;
- Histórico de doença oncológica;
- Imunodeprimido;
- Médico registrou ser fase final de vida;
- Desconfortos apresentados;
- Presença de doença Infectocontagiosa;
- Doença na família;
- Avaliação direcionada para pediatria;
- Avaliação direcionada para o idoso;
- Avaliação direcionada para gestante;
- Hábitos;
- Avaliação nutricional;
- Medicamentos em uso;
- Menstruação;
- Avaliação da locomoção e presença de déficit;
- Aspecto social;
- Situação econômica;
- Profissão;
- Crença;
- Grau de instrução;
- Identificação da necessidade de educação;
- Avaliação de exames;
- Identificação de critérios para planejamento de alta.

Planejamento – com base nos dados objetivos e subjetivos levantados na avaliação inicial, o enfermeiro planeja o cuidado com foco nas necessidades do paciente e família, estabelecendo metas assistenciais e desenvolvendo o plano de cuidado.

A fase de planejamento, para o enfermeiro, é compreendida pelo estabelecimento de diagnósticos de enfermagem prioritários, a formulação de metas ou estabelecimento de resultados esperados e a prescrição das ações de enfermagem, que serão executadas na fase de implementação.

Os diagnósticos de enfermagem estabelecidos no HAOC são baseados na Taxonomia da *North American Nursing Diagnosis Association* (NANDA). Após identificar os problemas que deverão ser solucionados à luz dos referenciais teóricos que possibilitaram a sua identificação e que apoiarão as ações de enfermagem para solucioná-los, segue-se para a segunda fase que está atrelada ao uso de Classificações de Diagnósticos, onde se torna fundamental o raciocínio clínico para formulação de hipóteses diagnósticas, que serão afirmadas ou refutadas, se as metas/objetivos declarados forem, ou não, alcançados[14].

Implementação – é a execução, pela equipe de enfermagem das atividades planejadas e prescritas na etapa de Planejamento da Assistência realizada pelo enfermeiro.

Monitoramento – o enfermeiro monitora constantemente as mudanças nas respostas do paciente, envolvendo a família neste processo. A equipe de enfermagem realiza o cuidado de maneira ininterrupta por 24 horas, o que garante um acompanhamento de todas as respostas do paciente frente ao tratamento proposto, fornecendo dados por meio dos registros realizados no prontuário que evidencia a assistência prestada.

Avaliação dos resultados – o processo de avaliação dos resultados é bastante dinâmico e sistemático. Nessa fase, o enfermeiro avalia se as intervenções/atividades de enfermagem alcançaram o resultado esperado, bem como a necessidade de estabelecer mudanças ou adaptações, se concluírem que os resultados não foram alcançados ou se surgirem novos dados objetivos ou subjetivos dentro do período.

O enfermeiro evolui o diagnóstico de enfermagem a cada 24 horas, classificando-o como:
- Inalterado;
- Melhorado;
- Piorado;
- Resolvido.

Além disso, realiza a evolução de enfermagem a cada 24 horas, onde considera nova entrevista e exame físico do paciente, registros da equipe interdisciplinar, fatos relevantes dentro do período, resultados de exames laboratoriais e diagnósticos.

Reintegração e reavaliação – esta fase se inicia desde a admissão do paciente por meio da análise de critérios para estabelecer o planejamento de alta. O enfermeiro é responsável por identificar os pacientes que necessitam de um plano de educação específico que garanta um processo de alta segura, visando à preparação para realização do autocuidado o mais independente possível.

Também é realizado o contato pós-alta para todos os pacientes que se enquadram nos critérios preestabelecidos, e o primeiro contato deve ser realizado em até sete dias após a alta. O objetivo do contato pós-alta é avaliar o entendimento do paciente e familiar às orientações que foram realizadas no ambiente hospitalar e esclarecer possíveis dúvidas.

FISIOTERAPIA

Avaliação e Investigação – a avaliação fisioterapêutica é realizada nas primeiras 24 horas de internação em todos os pacientes admitidos na Unidade de Terapia Intensiva (UTI), e em todos os pacientes com prescrição médica para fisioterapia nas Unidades de Internação (UI) do HAOC.

A avaliação fisioterapêutica consiste nos seguintes itens:
- Hipótese diagnóstica;
- Antecedentes pessoais;
- História da moléstia atual;
- Avaliação da função respiratória;
- Avaliação da motricidade;
- Avaliação cardiovascular;
- Avaliação neurológica;
- Análise de exames laboratoriais e de imagem.

Planejamento – a partir da avaliação do paciente, é traçado um plano de cuidado baseado nas metas estabelecidas. As metas terapêuticas devem ser mensuráveis e com determinação de prazo para serem atingidas. As metas são estabelecidas apenas para os pacientes que têm indicação.

Critérios para estabelecimento das metas terapêuticas

- Todos os pacientes que realizam fisioterapia cuja proposta terapêutica tenha como objetivo uma progressão na reabilitação, seja nas alterações respiratórias ou motoras passíveis de melhora ou com progressão do quadro.
- Todos os pacientes em ventilação mecânica invasiva e não invasiva.
- Todos os pacientes em desmame da ventilação mecânica invasiva e não invasiva.

Critérios para estabelecimento de objetivos terapêuticos

- Todos os pacientes que realizam fisioterapia cuja proposta terapêutica tenha como objetivo a manutenção das metas alcançadas, prevenção de complicações, proporcionar conforto nos pacientes em cuidados paliativos, onde não se almeja uma progressão na reabilitação ou em situações não passíveis de melhora.

Além das metas específicas da fisioterapia, durante as visitas multiprofissionais é realizada uma discussão do caso do paciente e estabelecida uma meta única e global, para a qual todos os profissionais irão contribuir para atingi-la.

Implementação – o plano de cuidado é implementado visando atingir as metas e os objetivos terapêuticos estabelecidos, através das rotinas e protocolos do Serviço de Fisioterapia do HAOC.

Todos os protocolos foram desenvolvidos baseados nas melhores práticas publicadas na literatura científica, já focando na reabilitação e reintegração do paciente.

Durante a Implementação do plano de cuidado, o fisioterapeuta envolve o paciente e familiar na terapia, através da orientação e educação sobre os procedimentos realizados, para que o paciente ou o familiar seja capaz de executá-los após a alta, e para que ocorra maior aderência ao tratamento.

As condutas executadas pelo fisioterapeuta para contemplar o plano de cuidado são registradas em prontuário eletrônico, no campo de evolução fisioterapêutica, ao qual todos os demais profissionais envolvidos no cuidado têm acesso.

Monitoramento – o paciente é reavaliado a cada atendimento, com foco nas alterações clínicas e nas necessidades do mesmo, realizando mudança da meta e do plano de cuidados, quando necessário.

As informações das demais equipes são consideradas durante o Monitoramento, com o objetivo de integrar as condutas ao planejamento diário multiprofissional.

Avaliação dos resultados – nesta fase, o fisioterapeuta avalia se o paciente atingiu a meta proposta no prazo estabelecido.

Se a meta foi atingida, o paciente é reavaliado e nova meta é traçada, quando necessário.

Quando a meta não é atingida, o fisioterapeuta investiga o motivo em conjunto com as demais equipes, para estabelecer um plano de cuidado com foco em atingi-la.

Reintegração/readaptação – a partir da avaliação fisioterapêutica já é iniciado o processo de educação do paciente e familiar preparando-os para a alta hospitalar. Todas as orientações realizadas são registradas no prontuário eletrônico, no Plano de Educação Multiprofissional.

Existem grupos de pacientes que recebem orientações específicas voltadas para sua condição clínica.

Nas Unidades de Internação, os familiares/cuidadores dos pacientes que necessitam de ventilação mecânica não invasiva são orientados quanto aos cuidados que precisam tomar e observar com relação ao equipamento e interface utilizados, além da atenção quanto aos riscos inerentes.

Todos os pacientes em pós-operatório de prótese total de quadril são orientados quanto aos riscos de luxação e cuidados que devem tomar para evitar. O fisioterapeuta realiza o contato telefônico após a alta do paciente para verificar as condições clínicas e funcionais do mesmo, e como está seu processo de readaptação.

Na UTI, são orientados todos os pacientes do protocolo de Reabilitação Cardíaca (pós-infarto agudo do miocárdio e pós-cirurgia cardíaca) e os de pós-cateterismo cardíaco.

Os pacientes crônicos, que utilizarão ventilação mecânica invasiva ou não invasiva domiciliar, realizam um período de adaptação para essa nova fase. O fisioterapeuta orienta a equipe que irá prestar os cuidados em casa.

Na alta hospitalar, o paciente ou familiar/cuidador recebe um reforço das orientações dadas durante a internação, e leva um formulário contendo todas as orientações.

FARMÁCIA

A Farmácia Clínica surgiu no ambiente hospitalar, onde existe supervisão contínua do paciente, o que possibilita acompanhamento real da farmacoterapia utilizada e sua ação sobre o estado clínico do paciente. Segundo a Sociedade Americana de farmacêuticos de Sistemas de Saúde (*American Society of Health-System Pharmacists* – ASHP), a Farmácia Clínica pode ser definida como a ciência da saúde cuja responsabilidade é assegurar, mediante a aplicação de conhecimentos e funções relacionadas ao cuidado dos pacientes, que o uso de medicamentos seja seguro e apropriado; necessitando, portanto, de educação especializada e treinamento estruturado, além da coleta de dados e de interações multiprofissionais[15].

A farmácia clínica compreende atividades voltadas para maximizar a terapia e minimizar riscos de erros, eventos adversos, contribuindo assim com o uso seguro e racional de medicamentos.

O farmacêutico clínico trabalha promovendo a saúde, prevenindo o monitorando de eventos adversos, intervindo e contribuindo na prescrição médica para a obtenção de resultados clínicos positivos, melhorando a qualidade de vida dos pacientes[16].

Além dessas atividades, o farmacêutico também é responsável por realizar educação à equipe multiprofissional no que diz respeito ao uso seguro e racional de medicamentos, orientação/educação ao paciente e familiar, participação no desenvolvimento de protocolos institucionais, participando ativamente de comissões hospitalares tais como: Comissão de Farmácia e Terapêutica, Comissão de Infecção Hospitalar, Equipe Multiprofissional de Terapia Nutricional (EMTN), Comissão de Bioética (COBI), Comissão de Análise de Óbito (CAO), Time de Melhores Práticas em Emergência, entre outras.

A inserção do Farmacêutico no Modelo Assistencial Hospital Alemão Oswaldo Cruz® se dá em todas as fases.

Avaliação e investigação – o prontuário eletrônico é uma importante ferramenta utilizada por todos os profissionais no dia a dia do cuidado, permitindo o compartilhamento de informações de forma imediata, além da interação com os profissionais da assistência. O farmacêutico realiza estudo prévio do caso do paciente, tomando como base as informações preliminares colhidas pela equipe médica e enfermagem no momento da internação. No momento da avaliação o farmacêutico faz contato com paciente e seus familiares para mais esclarecimentos das informações sobre uso dos medicamentos prévios relatados.

No intuito de apropriar-se do conhecimento do paciente a ser avaliado o farmacêutico interage com a equipe multiprofissional e obtém os dados de saúde mediante a consulta do prontuário eletrônico do paciente investigado: motivo da internação, comorbidades, medicamentos de uso prévio, alergia, exames laboratoriais, peso, altura, superfície corpórea, riscos apresentados, hábitos, cirurgias prévias, sinais vitais, suporte nutricional, exame clínico, prescrição médica, relatos de reações adversas a medicamentos, além das evoluções dos profissionais: médico, enfermagem, nutrição, fisioterapia, psicólogo, entre outros.

A história clínica dos pacientes oncológicos ambulatoriais é avaliada conforme registro coletados no sumário médico ambulatorial onde traz informações de todas internações e consultas prévias do paciente.

Busca-se conhecer todos os medicamentos em uso pelo paciente inclusive por automedicação, incluindo suas indicações, regime de posologia (dose, via de administração, frequência e duração e como estes estão adequados na sua rotina, horários e seus hábitos) desfecho quanto efetividade e segurança.

De posse destas informações, o farmacêutico faz abordagem a pacientes e familiares para maiores esclarecimentos e complementações. Discute com equipe multidisciplinar a fim de definir o plano terapêutico específico para cada paciente.

Planejamento – a adequada compreensão sobre as características do paciente é fundamental para a implementação do plano do cuidado mais apropriado para cada paciente e para definição das priorizações de atendimento pelo profissional farmacêutico. De

acordo com descrição abaixo o farmacêutico elenca a priorização do seu atendimento seguindo critérios:
- Gestante/lactante;
- Idoso frágil;
- Pacientes com insuficiência renal;
- Pacientes transplantados;
- Pacientes oncológicos;
- Pacientes em uso NPT;
- Pacientes em uso de varfarina;
- Polifarmácia.

Tendo todas as informações necessárias do paciente, o farmacêutico adota raciocínio clínico a fim de avaliar e identificar todos os problemas relacionados à farmacoterapia. O propósito de identificar estes problemas é ajudar o paciente a atingir suas metas terapêuticas e obter o máximo benefício dos medicamentos.

O farmacêutico participa das visitas multiprofissionais, a fim de planejar e discutir os planos de cuidados dos pacientes. Neste momento o Farmacêutico, fornece aos membros da equipe interdisciplinar informações sobre a farmacocinética, farmacodinâmica, doses usuais, intervalos e/ou duração do tratamento, formas e vias de administração, doses máximas, toxicidade, incompatibilidades físicas e químicas com outras drogas, conservação e estabilidade dos medicamentos, indicação do esquema terapêutico, administração do medicamento, disponibilidade do medicamento, duplicidade e/ou omissão terapêutica, interação medicamentosa, efeitos adversos, outros problemas de saúde que possam interferir no tratamento e sobre a adesão ao tratamento.

As metas terapêuticas são definidas através de: parâmetros clínicos ou laboratoriais mensuráveis que serão utilizados para medir resultados, prazos para o alcance das metas, leva-se em consideração o tempo esperado para que se produzam as primeiras evidências de efeito e o tempo necessário para obtenção de uma resposta farmacoterapêutica.

Implementação – nesta fase o paciente já foi avaliado, todas as informações relevantes foram coletadas, garantindo que o planejamento realizado seja executado, assegurando a eficácia no atendimento e continuidade do cuidado. O farmacêutico estudou e revisou todo o tratamento farmacoterapêutico e identificou problemas relacionados à farmacoterapia presentes ou potenciais.

O próximo passo é implementar o plano de cuidado planejado. Todas as prescrições médicas são avaliadas e validadas pelo farmacêutico, seguindo os critérios para avaliação da prescrição médica:

- Alergias;
- Pertinência da droga;
- Duplicidade;
- Dose do medicamento;
- Via de administração;
- Frequência e intervalo de uso;
- Aprazamento;
- Posologia;
- Diluição;
- Tempo de infusão;
- Compatibilidade medicamentosa;
- Reconciliação medicamentosa;
- Omissão de item;
- Interação droga alimento;
- Antibiótico;
- Forma farmacêutica/alteração da formulação;
- Apresentação;
- Medicamento não suspenso pelo médico;
- Interação medicamentosa.

O farmacêutico analisa todas as prescrições médicas e detectando oportunidade de sugestão na prescrição realiza contato com equipe e faz a intervenção farmacêutica.

Monitoramento – o farmacêutico faz o monitoramento do paciente durante todo o processo assistencial, promovendo continuidade do cuidado prestado com foco na qualidade e segurança.

A atuação do farmacêutico na farmacoterapia tem como propósito alcançar resultados que melhorem a qualidade de vida, buscando encontrar e resolver problemas relacionados com medicamentos.

O farmacêutico realiza o acompanhamento farmacoterapêutico conforme critérios preestabelecidos e adota os seguintes parâmetros de monitoramento:

- Resultados de exames laboratoriais: hemograma, função renal e hepática, eletrólitos, coagulograma, INR, entre outros;
- Nível sérico de drogas, ex.: imunossupressores, vancomicina, fenitoína;
- Aparecimento de sinais e sintomas relacionados às reações adversas;
- Recebimento e entrega do medicamento correto garantindo dose correta, quantidade correta, medicamento correto, prazo de validade;
- Uso de nutrição parenteral: ronda e análise diária de todos os pacientes em uso de nutrição parenteral;
- Busca ativa de reações adversas, de medicamentos novos inseridos na padronização.

O farmacêutico deve conhecer a farmacoterapia (dose, via de administração, frequência e duração do tratamento) e deve reunir as informações clínicas necessária para avaliar a resposta do paciente em termos de efetividade e segurança.

- Avaliação da necessidade: o paciente utiliza os medicamentos que necessita? O paciente não utiliza nenhum medicamento desnecessário?
- Avaliação da adesão: o paciente é capaz de aderir o regime posológico? O paciente concorda e adere ao tratamento de forma ativa?
- Avaliação da efetividade: o paciente apresenta resposta esperada? O regime posológico está ajudando o alcance das metas terapêuticas?
- Avaliação da segurança: a farmacoterapia não produz novos problemas a saúde? A farmacoterapia não agrava problemas de saúde preexistentes?

Avaliação dos resultados – o seguimento farmacoterapêutico é necessário para verificar os resultados das ações planejadas pela equipe multiprofissional.

As atividades que compõem o seguimento do paciente pelo farmacêutico são: avaliação dos resultados terapêuticos, avaliação do alcance das metas terapêuticas e identificação de novos problemas. Para cada plano de cuidado, um prazo determinado de seguimento e a observação clínica de mudanças deve ser avaliado:

- Evolução dos sinais e sintomas referente à efetividade e segurança da farmacoterapia;
- Últimos resultados dos exames laboratoriais referentes à efetividade e segurança da farmacoterapia, comparação com resultados anteriores;
- Avaliação de novos problemas relacionados a farmacoterapia e reavaliação de plano do cuidado.

A evolução do paciente, do ponto de vista dos efeitos da farmacoterapia é avaliada por meio de indicadores dos resultados terapêuticos produzidos. Esses indicadores, metas terapêuticas, devem ser definidos na elaboração do plano do cuidado e monitorados durante o acompanhamento farmacoterapêutico. Para cada indicação tratada do paciente, deverão ser eleitos indicadores para avaliação dos desfechos da farmacoterapia.

Reintegração/readaptação – o farmacêutico atua durante a internação de forma educativa preparando o paciente, familiar e cuidador para a alta e retorno as suas atividades normais, quanto ao uso dos novos medicamentos integrado aos medicamentos previamente utilizados.

Objetivos:

- Capacitar paciente e/ou familiar para continuidade do tratamento, estimulando a aderência à terapia;
- Prevenir reintegração por conta de terapêutica inadequada;
- Orientar: maneira correta da administração dos medicamentos (dose, horários, restrição alimentar), armazenamento e descarte consciente;
- Alertar sobre o perigo do uso indiscriminado de medicamentos sem prescrição médica;
- Alertar sobre intoxicação;
- Promover a continuidade da terapêutica em domiciliar.

Orientações gerais sobre medicamentos
- Pacientes internados, que trouxeram medicamentos de uso contínuo para Instituição, recebem orientação quanto a não realização de autoadministração de medicamentos dentro da instituição.

Orientação de alta
- Pacientes em uso de varfarina;
- Paciente transplantado (imunossupressores);
- Paciente em uso de quimioterapia oral.

Além do preparo para alta também é realizado contato pós-alta em caso de pacientes de transplante de órgãos sólidos e células hematopoéticas, cujo objetivo é ratificar o correto uso da terapêutica frente as informações e educação realizada durante o processo de internação, neste momento o farmacêutico tem a oportunidade de identificar se a nova rotina já foi incorporada e se existem dúvidas pois o próprio paciente e/ou familiares irão conduzir a continuidade da administração de medicamentos. O profissional fica a disposição para alinhamento das dúvidas e contato pós alta.

■ REFERÊNCIAS BIBLIOGRÁFICAS

1. Simonetti A. Manual de Psicologia Hospitalar: O mapa da doença. 7ed ed. São Paulo: Casa do Psicólogo, 2013.
2. Castro EK, Bornholdt E. Psicologia da Saúde X Psicóloga Hospitalar: definições e possibilidades de inserção profissional. Psicologia Ciência e Profissão. 2004; 24(3): 48-57.
3. Conselho Federal de Psicologia. [homepage na Internet]. *Resolução 13/07* [acesso em 14 abril 2016]. Disponível em: http://site.cfp.org.br/resolucoes/resolucao-n-13-2007.
4. Horta VA. Processo de enfermagem. São Paulo: EPU, 1979.
5. Orem DE. Nursing: Concepts of practice. 4. ed. Saint. Louis, Mosby, 1991.
6. Watson J. Watson's theory of human caring and subjective living experience: carative factors/caritas processes as a disciplinary guide to the professional nursing practice. Texto & Contexto Enferm. 2007;16(1):129-35.

7. Swanson, K: Teoría de los Cuidados. In: Elsevier, editor. Modelos y teorías en enfermería. Sexta ed. Madrid. España: 2007; 766-77.
8. Koloroutis M. Cuidado baseado no relacionamento – um modelo de transformação da pratica. São Paulo: Atheneu; 2014.
9. Manthey M. The Practice of *Primary Nursing*: Relationship-Based, Resourse – Drive Care Delivery. 2ª ed. Minneapolis, MN. 2007.
10. American Psychiatric Association. Diagnostic and Statistical Manual of Mental Disorders, Fifth Edition (DSM-5), American Psychiatric Association, Arlington, 2013.
11. Nathan PE, Gorman JM. A guide to treatments that work, 4th ed, Oxford University Press, New York 2015. p.391.
12. Conselho Federal de Enfermagem. Resolução 311/2007. Aprova a Reformulação do Código de Ética dos Profissionais de Enfermagem. Disponível em: http://se.corens.portalcofen.gov.br/codigo-de-etica-resolucao-cofen-3112007. Acesso em: 02 de maio. 2016.
13. Conselho Federal de Enfermagem. Resolução 358/2009. Dispõe sobre a Sistematização da Assistência de Enfermagem e a implementação do Processo de Enfermagem em ambientes, públicos ou privados, em que ocorre o cuidado profissional de Enfermagem, e dá outras providências. Disponível em: http://www.cofen.gov.br/resoluo-cofen-3582009_4384.html. Acesso em: 02 de maio. 2016.
14. Barros ALBL. Classificações de diagnóstico e intervenção de enfermagem: NANDA-NIC. Acta Paul Enferm 2009; 22 (Especial - 70 Anos): 864-7.
15. American Society of Health-System Pharmacists (ASHP). Acesso em 03/2016. Disponível em: www.ashp.org.
16. Storpirtis S, Mori ALPM, Yochiy A, Ribeiro E, Porta V. Farmácia Clínica e Atenção Farmacêutica. Editora: Guanabara, 2008.

Índice Remissivo

A

Anexo – Paciente Seguro, 188
Aplicações das teorias da comunicação não verbal na relação do cuidar, 124
Apresentação, VII
Assistência como essência da trajetória do Hospital Alemão Oswaldo Cruz, A, I
Aula de yoga no espaço da família do Hospital Alemão Oswaldo Cruz, 129-131
Avaliação dos resultados, 83
   avaliação de, 83, 88
      dos resultados no Hospital Alemão Oswaldo Cruz, 88
      serviços de saúde, 83
   dados e indicadores para avaliação assistencial, 84
   definição, 83
   experiência no HAOC, 86
   indicadores de cuidados de saúde, 87
      estrutura de indicadores de cuidados, 87
      indicadores de resultado, 87
      processo de indicadores de cuidados, 87
Avaliação e investigação, 27
   definição, 27
   direcionamento do cuidado, 33
   entrevista e exame físico, 29
   grupos especiais, 36
   protocolos assistenciais na fase de avaliação e investigação, 32
      critérios adotados para que o enfermeiro acione o time de resposta rápida, Os, 33
      vantagens para o uso de protocolos assistenciais, As, 32
   que compõe a avaliação e investigação, O, 35
   relação entre avaliação, investigação e planejamento de alta, 36
   tomada de decisão, 28

C

Competências dos profissionais na visita multiprofissional da UTI, 112
Comunicação
   não verbal no Hospital Alemão Oswaldo Cruz, 126
   verbal e escrita no Hospital Alemão Oswaldo Cruz, 118
Comunicação, 109
   comunicação em saúde, 110
      importância dos processos de comunicação em saúde é dada pelo seu caráter, A, 110
   comunicação multiprofissional, 111
      visita multiprofissional, 112-113
         na unidade de terapia intensiva, 112
         nas unidades de internação, 113
   comunicação não verbal, 121
      comunicação não verbal no Hospital Alemão Oswaldo Cruz, 126
         espaço da família na unidade de cuidado integrado paciente-família, 127
         protocolo de visita ao jardim da UTI do Hospital Alemão Oswaldo Cruz, 132
      teorias da comunicação não verbal, 124
         diversas teorias explicam a comunicação não verbal, 124
   comunicação verbal e escrita, 113
      comunicação verbal e escrita no Hospital Alemão Oswaldo Cruz, 118
         passagens de plantão nas unidades de, 119-120
            terapia intensiva do Hospital Alemão Oswaldo Cruz, 120
            internação do Hospital Alemão Oswaldo Cruz, 119
      sistematização da comunicação, 113
         SBAR (*situation-background-assessment*), 113
         SPIKES (*setting, perception, invitation, knowledge, explore emotions, strategy and sumary*), 116
Conceitos e as experiências que encontramos na literatura sobre modelo assistencial na área hospitalar, Os, 5
   definição, 5
   exemplos de modelos assistenciais, 7
   primary nursing (PN), 12
   relationship-based care (RBC) – cuidado baseado no relacionamento, 08
      avaliação dos resultados, 11
      entrega do cuidado ao paciente, 10
      liderança, 10
      prática, 10-11
         orientada pelos recursos, 11
         profissional, 10
      trabalho em equipe, 10
   revisão sistemática de literatura – modelos assistenciais, 12

D

Desenvolvimento profissional e pessoal, 159
  adesão às ações educacionais: um "capítulo a parte", A, 168
  aprendizagem, 161
  competências, 160
  condutas e comportamentos, 159
  desafio de medir a efetividade das ações educacionais, O, 169
  formação em referências educacionais, 167
  incubadora de desenvolvimento e aprendizagem, 164
  modelo assistencial permeando nossas ações, O, 168
  reflexão, Uma, 170
    consideramos que nossa motivação para o trabalho é, 170
  treinamento de integração e de admissão, 163
  trilhas de aprendizagem, 165
Discussão inicial com equipe multiprofissional após a admissão do paciente, 194

E

Educação do paciente e família, 145
  alguns exemplos, 151
  autocuidado, 150
  características do educador, 146
  educação, 147, 153
    como um pilar do modelo assistencial Hospital Alemão Oswaldo Cruz, 147
    individualizada, 153
  paciente e família como educando, 148
    autores definiram os seguintes estágios, Os, 148
  premissas do processo educativo utilizado no modelo assistencial, 145
  saber falar, 153
  visita da equipe assistencial, 150
Espaço da Família do Hospital Alemão Oswaldo Cruz, 128
Etapas, 114-115
  da visita multiprofissional nas unidades de internação, 114
  do SBAR, 115
Exemplos de, 54
  planos de cuidados elaborado pelo enfermeiro, 54
  metas assistenciais da enfermagem no prontuário eletrônico do paciente, 54

I

Implementação, 55
  cuidado centrado no paciente e família, 57

educação do paciente, 63
entrega do cuidado, 62
exemplos de implementação, 61
implementação do cuidado, 56
para realizar a implementação, é necessário levar em consideração, 56
participação do paciente no cuidado, 60
ações relacionadas ao gerenciamento da dor, 61
implementação ocorre por meio da execução das ações de prevenção, A, 60
paciente com sonda nasoenteral (SNE) tem como ação da equipe multiprofissional, O, 61
plano de cuidado, 59
referência do cuidado, 58
rotinas e protocolos assistenciais, 57
Introdução, 1

J

Jardim da UTI do Hospital Alemão Oswaldo Cruz, 132

M

Manuais de educação, 155
Modelo assistencial Hospital Alemão Oswaldo Cruz – da teoria à prática profissional, 211
  enfermagem, 220
    avaliação, 221, 223
      dos resultados, 223
      investigação, 221
    implementação, 223
    monitoramento, 223
    planejamento, 222
    reintegração e reavaliação, 224
  farmácia, 227
    avaliação, 232, 228
      dos resultados, 232
      e investigação, 228
    implementação, 230
    monitoramento, 231
    planejamento, 228
      acompanhamento farmacoterapêutico, 229
    reintegração/readaptação, 232
      objetivos, 232
      orientações, 233
        de alta, 233

gerais sobre medicamentos, 233
fisioterapia, 224
  avaliação, 224, 226
    dos resultados, 226
    e investigação, 224
  implementação, 225
  monitoramento, 226
  planejamento, 224
    critérios para estabelecimento, 225
    das metas terapêuticas, 225
    de objetivos terapêuticos, 225
  reintegração/readaptação, 226
psicologia, 211
  avaliação e investigação, 213
    principais focos sintomáticos que precipitam a avaliação e a investigação psicológica, 215
    processo de avaliação e investigação de sofrimento emocional dentro do hospital, 214
  destaques no modelo assistencial Hospital Alemão Oswaldo Cruz na atuação da saúde mental, 212
  implementação, 216
  monitoramento e avaliação dos resultados, 217
  planejamento, 216
  reintegração/readaptação, 218
serviço social, 219
  avaliação, 219-220
    dos resultados, 220
    e investigação, 219
  implementação, 220
  monitoramento, 220
  planejamento, 219
  reintegração e readaptação, 220
Modelo, 04, 38-41, 166, 172
  assistencial Hospital Alemão Oswaldo Cruz, 04
  de avaliação da fisioterapia, 38
  de avaliação inicial de enfermagem, 39
  de registro do acompanhamento farmacêutico, 39
  de triagem do pronto-atendimento – Manchester, 40, 41
  de trilhas de aprendizagem, 166
  de instrumentos utilizados para monitoramento dos treinamentos *in locu*, 172
Monitoramento, 65
  ambulatório de oncologia, 70
  centro de atenção à saúde e segurança do colaborador (CASSC), 72
    exemplo de monitoramento, 72

centro de diagnóstico por imagem – CDI, 70
outras unidades ambulatoriais, 70
centro de hemodiálise, 72
monitoramento através dos protocolos clínicos gerenciados, 73
  acidente vascular cerebral isquêmico agudo, 75
  assistências a pacientes com risco de agressão a si e/ou a terceiros, 75
  gerenciamento de risco, 77
  prontuário eletrônico do paciente, 76
  protocolo, 74-75
    de dor torácica, 74
    de profilaxia para tromboembolismo venoso, 74
    para atendimento de pacientes com síndrome coronariana aguda com supradesnivelamento do segmento ST, 75
    para tratamento de sepse, sepse grave e choque séptico, 74
    time de resposta rápida – código amarelo e time de resposta rápida – código azul, 75
monitoramento, 66, 68
  das metas do cuidado, 68
  no Hospital Alemão Oswaldo Cruz, 66
processo assistencial no HAOC, 67
unidade, 70, 73
  Campo Belo, 70
  da Mooca, 73

P

Papel do médico no modelo assistencial, O, 191
  atividade médica, A, 191
  conclusão, 207
  estímulo à segurança do paciente, participação em comissões e elaboração de protocolos, 205
  interação com a equipe multiprofissional, 198
    ensino e pesquisa, 204
    interação médico, 200, 202
      enfermeiro, 200
      familiar, 202
        abordagem sistematizada para comunicação de más notícias, A, 203
    interação médico, 199-202, 204
      farmacêutico, 201
      fisioterapeuta, 201
      fonoaudiólogo, 202
      médico, 199
      nutricionista, 202
      psicólogo, 200

visita multiprofissional, 204
médico e o doente no contexto hospitalar, O, 192
  diagnóstico e tratamento, 193
  promoção de saúde, 192
  reabilitação, 196
  papel do médico como coordenador da equipe multiprofissional assistencial, O, 196
  registro em prontuário, 198
Passagem de plantão nas unidades de internação do Hospital Alemão Oswaldo Cruz, 120
Passos do protocolo SPIKES, 116
Pilar – gerenciamento do cuidado, 139
  comunicação como ferramenta no gerenciamento do cuidado, 139
  profissional referência, 139
Planejamento, 43
  definição, 43
  importância da interdisciplinaridade no planejamento, 48
  metas assistenciais, 47
  planejamento, 46, 49-50
    de alta, 46
    na atenção ao idoso, 50
    na saúde, 49
    no transplante de medula óssea, 46
  plano de cuidados, 49
  protocolos assistenciais na fase de planejamento, 44
Plano de educação, 157
Prefácio, IX
Processo de passagem de plantão, 121, 137
  da enfermagem do Hospital Alemão Oswaldo Cruz, 137
  nas unidades de internação do Hospital Alemão Oswaldo Cruz, 121

Q

Qualidade e segurança, 173
  auditorias, 184
    HAOC optou por duas modalidades de auditoria interna, O, 184
  considerações, 173, 185
    finais, 185
    gerais, 173
  cultura de segurança, 180
    ações para promoção de cultura de segurança, 181
  gerenciamento de risco, 183
  indicadores de qualidade e segurança, 180
  pilar qualidade e segurança no modelo assistencial HAOC, 179

Programa Paciente Seguro, 181
   conteúdo das informações do Programa Paciente Seguro, O, 182
   protocolos gerenciados, 183
   qualidade e segurança nas instituições de saúde, 175
      critérios de seleção dos indicadores a serem utilizados na instituição, Os, 178
   qualidade e segurança: bases conceituais, 173
      seis dimensões da qualidade para os sistemas de saúde, 174

R

Reintegração e readaptação, 95
   acompanhamento pós-alta, 105
   alta hospitalar, 99
   assistência de qualidade, 97
   hospitalização, 95
   papel da equipe assistencial, 97
   plano de cuidados de alta, 103
   registro no prontuário, 104
   teoria do autocuidado, 101
Resgate histórico da assistência do HAOC, 17
   principais lideranças assistenciais do HAOC, 25
Roteiro, 117, 134-136
   de passagem de plantão da equipe de fisioterapia da UTI, 136
   do protocolo SPIKES, 117
   para preenchimento da passagem de plantão nas unidades de internação, 135
   para visita multiprofissional na UTI, 134

S

Símbolo do Programa Paciente Seguro, 182

T

Tela do, 53, 81
   sistema de prontuário eletrônico, 81
   template da avaliação inicial de enfermagem, contendo os critérios para planejamento de alta, 53
   template orientação de alta da enfermagem, contendo os critérios para contato pós-alta, 53